CHUANTONG WENHUA
YU XIANDAI SHILIAO

传统文化
与现代食疗

曾鸣 / 编著

中央民族大学出版社
China Minzu University Press

图书在版编目（CIP）数据

传统文化与现代食疗/曾鸣编著. —北京：中央民族大学
出版社，2014.10

ISBN 978 - 7 - 5660 - 0887 - 9

Ⅰ. ①传… Ⅱ. ①曾… Ⅲ. ①食物疗法 Ⅳ. ①R247.1

中国版本图书馆 CIP 数据核字（2014）第 275980 号

传统文化与现代食疗

编　　著	曾　鸣	
责任编辑	张林刚	
封面设计	汤建军	
出 版 者	中央民族大学出版社	
	北京市海淀区中关村南大街 27 号　邮编:100081	
	电话:68472815(发行部)　传真:68932751(发行部)	
	68932218(总编室)　　　68932447(办公室)	
发 行 者	全国各地新华书店	
印 刷 厂	北京华正印刷有限公司	
开　　本	787×1092（毫米）　1/16　印张：9.5	
字　　数	150 千字	
版　　次	2014 年 10 月第 1 版　2014 年 10 月第 1 次印刷	
书　　号	ISBN 978 - 7 - 5660 - 0887 - 9	
定　　价	28.00 元	

教育部

"长江学者和创新团队发展计划"

资助出版

（IRT_13R63）

（Supported by Program for Changjiang Scholars and Innovative
Research Team in University PCSIRT）

前　言

　　人类发展的历史也是人类智慧不断提升的过程。我国是一个古老的文明国度，过去的万千年间，我们的祖先不仅创造了物质文明，同时也创造了传统的医学文化。传统医学是经过长期实践，不断积累和反复总结而逐渐形成的有独特思想和风格的科学。传统医学是我们的祖先在天人合一的哲学思想指导下形成的医学体系，是人类文明发展的结果。

　　长寿是人类一直以来追求的生存目标。为此人们探索、总结了丰富的食养、食疗和食物应用的方法。食养、食疗在我国已有长久的历史，前人留下的思想、智慧在今天依然可以用以指导我们的生活。早在 1400 多年前的唐代，著名的医圣孙思邈就著成了传世著作《备急千金要方》简称《千金要方》。其中的"食治篇"对食物疗法给予了系统的论述和总结。他的弟子孟诜所著的《食疗本草》继承、补充和发展了孙思邈的思想，还收录了大量食疗验方。这两部著作直至今日依然可以作为食养食疗学的经典总结和应用指导。

　　食养食疗是人与自然相互融合、适应并从中寻找平衡，以求谋生和健康的方法。食养食疗与药物疗法既统一又存在差异，两者都是以"扶正与驱邪"为主。但食疗更平疴，而药性则更刚烈。在《千金要方·食治篇》中孙思邈说："食能驱邪而安脏腑，悦神爽志以资血气。"这也是"医食同源"、"药食同源"的思想体现，是食、药配合应用于人类的智慧结晶。

目 录

第1章 膳食传统与食疗

人类在不断进化的过程中逐渐学会和掌握了从大自然的给予中获得生存的条件和能力，也从中领悟出食物对人类强身健体的功效与作用，这就是食养食疗的雏形。"药食同源"、"食药兼用"正是人们对食疗养生的共识所致。食物不仅是人类生存的根本，也是防病、治病、抗老益寿的重要物质基础。战国神医扁鹊对食物与药物的关系这样说："安身之本，必须于食；不知食宜者，不足以全生；故食能排邪，而安脏腑。"

我国的历史悠久、幅员辽阔、民族众多，不仅生活环境存在差异，膳食和习俗也各具特色。因此，我国的民族膳食传统往往带有鲜明的特色和食物特征，这也是我国传统食疗的特色之一。

1.1 传统食疗的中医基础和特点

我国传统的食养食疗是应用了中医学的基础并在营养学理论的指导下，对传统食物的营养功效和饮食治疗经验进行总结而形成的一门学说。

人类用食物治病起源很早，《千金药方》中有："食治篇"，分果实、蔬菜、谷米、鸟兽分述。孙思邈曾这样说："为医者，当晓病源，知其所犯，以食治之，食疗不愈，然后命药。"明确指出食物治病应为首选，不治后再命药。

几千年来，中国传统医学十分重视饮食调养与健康长寿的辩证关系，在中医理论指导下，人们实践着以饮食调理达到防病治病的方法。一是将食物经适当的烹调加工，使其能更好地发挥食物治病、保健的作用；二是配入药物，在符合性味相合的原则下，发挥药、食的作用而达到疗疾与保健的功效。在我国，经过历代医家的研究和实践，已有很多被世代相传并保存至今的食养食疗方剂，这也是我国传统医学中的宝贵财富。

今天，随着社会变革引起的社会环境、生活节奏和饮食习惯的改变，食养食疗的内容更加丰富，食材也更多样。在传统的理念和内容中不断融入了现代健康的新元素。目的是结合现代生活的特点，更好地利用食物的特性调养身心。使我们能更加精力充沛、精气饱满，远离疾病和亚健康。从中医基础理论看食养食疗的特点主要有：

1.1.1 预防为主

在我国的中医理论中一直都很注重饮食与养生，中医学中将食物的营养称为"精微"物质，也有"后天之本、水谷之精"的说法。东汉医圣张仲景说："凡饮食滋味，以养于生，食之有妨，反能为害……所食之味，有与病相宜，有与身为害，若得宜则益体，害则成疾。"明确表达了食物与健康的关系：食物能养生也可致疾。黄帝内经的《素问·藏气法时论》中有："五谷为养、五果为助、五畜为益、五菜为充，气味合而服之，以补精气。"的论述。指出适合人体的饮食结构应该是以五谷杂粮为主食，主副比例适当。这也正是现代营养学中要求的合理膳食、平衡配餐的观点。

食物是人体需要的营养来源，有滋养身心的功效，也是强身健体的根本。利用食物养生是中医预防为先思想的具体体现，合理的饮食可以使人精气充足，神旺而无病。千百年来，在中医理论的指导下，中华民族积累了正确选择食物，合理配用膳食，用食物进行养生防病的丰富经验。"以食代药"、"药补不如食补"等都是中医食养学中重要的观点。

有些食物不仅可以与药物配伍，其自身也兼具有治疗疾病的功效。这就是人们常说的"药食同源"。这些食物对人类的帮助离不开其食疗功效的作用和功能。比如薏米（薏苡仁、苡仁）作为谷类可用以充饥，同时它还兼具有健脾胃、除湿痹、清热、利尿等多重药用功效。对脾虚湿滞、水肿、风湿痹痛等都有一定疗效，是广泛使用的药食同源食物。羊肉味道鲜美，无论炖、煮、炸、烤都是美味佳肴，同时它性温味甘，也是冬令进补的佳品。能补虚劳益气血，开胃健力，温中暖下，祛寒通乳，是很好的药、食两用食物。

食养与食疗是传统医学中重要的组成部分，在应用中却也存在差异。食养注重未病先防而食疗更适用于在健康、亚健康状态或病后治疗中的作用。但无论食养还是食疗都是以调养体质或辅助治疗为目的，属预防疾病的范围。需要注意的是，食养和食疗并不可以完全代替就医治病。

1.1.2　辩证体质

中医认为健康的人应该是阴阳、寒热、五味均调和，任何一种状态偏盛或衰弱都会引起疾病。人体的精神气血由饮食中的五味滋生而成，若气机不畅、脏腑运化失调就可能患病。食养或食疗都需要"辨证用膳"，才能达到强身、健体、缓病、轻病的效果。中医按照不同的体质特征把人的体质分为：阴阳平和、偏阳质、偏阴质、气虚体质、血虚体质、阴虚体质、阳虚体质、气郁体质、痰湿体质和瘀血体质十种体质类型。各类型有不同的体质特征和表现，在食养食疗中要分辨体质，合理用膳才能收到预期的效果，反之可能"火上浇油"或"雪上加霜"产生对体质的不良影响。

不同体质的特征不同，膳食中食物的选择与搭配自然也应不同。要达到养生健体的目的先要正确辨体，才能合理施膳。正可谓：气味合而服之，以补精益气。

1. 阴阳平和

阴阳平和体质是功能较为协调的体质。

体质特征：身体强壮，胖瘦适度。面色与肤色虽有五色之偏，但明润含蓄、目光有神。性格开朗、随和。食量适中，二便通调。舌质红润，脉象缓匀有神。睡眠正常，精力充沛。反应灵活，思维敏捷。自身调节和对外适应能力强。

这种体质特征的人，不易感受外邪，较少生病。患病多为表证、实证。易于治愈，康复亦快，自愈性较强。如果后天调养得宜，无暴力外伤、慢性疾患及不良生活习惯，其体质不易改变，易获长寿。

食物选择原则：食物多样，营养平衡，食不过饱，适量运动。

2. 偏阳质

偏阳质的体质具有亢奋、偏热、多动等特点。

体质特征：形体适中或偏瘦但较结实。面色多略偏红或微苍黑或呈油性皮肤。性格外向，喜动好强，易急躁，自制力差。食量较大，消化吸收功能健旺。大便易干燥，小便易黄赤。平时畏热喜冷或体温略偏高。动则易出汗，喜饮水。唇、舌偏红，苔薄易黄，脉象偏阳。精力旺盛，动作敏捷，反应灵敏，性功能偏亢。

这种体质特征的人对风、暑、热的耐受性较差，发病后多表现为热证、实证并易化燥伤阴。皮肤易生疖疮。此类体质的人阳气偏亢，多动少静，日久会耗伤阴精。调养不当，易发展为临床常见的阳亢、阴虚、痰火等病理性体质。

食物选择原则：多食水果、蔬菜。如香蕉、西瓜、柿子、苦瓜、番茄、莲藕等。牛肉、狗肉、鸡肉、鹿肉等温阳食物宜少食用。忌辛辣燥烈食物，如辣椒、姜、葱等。酒性辛热上行，阳盛之人忌酗酒。

3. 偏阴质

偏阴质是指有抑制、偏寒、多静等体质特征者。

体质特征：形体适中或偏胖，但较弱容易疲劳，面色偏白而欠华。性格内向，喜静少动或胆小易惊。食量较小，消化吸收功能一般。平时畏寒喜热或体温偏低。精力偏弱，动作迟缓，反应较慢。

偏阴体质者对寒、湿耐受性较差，多表现为寒证、虚证。冬天易生冻疮。内伤杂病多见阴盛、阳虚之证，容易发生湿滞、水肿、痰饮、瘀血等病症。这类体质者阳气偏弱，水湿内生，即临床常见的阳虚、痰湿、水饮等病理性体质。

食物选择原则：多食用牛肉、狗肉、鸡肉、鹿肉等具有温阳作用的食物。忌生食冷食，尽量不食用寒凉的食物。对于水果、蔬菜，如香蕉、西瓜、柿子、苦瓜、番茄、莲藕也应少食。

4. 气虚体质

气虚体质者体内元气不足，机体功能减退，抗病力低下。

体质特征：毛发不华，容易疲劳或倦怠乏力。少气懒言，容易出汗或多汗自汗。不耐寒暑易感冒，食欲不振，消化不良，大便溏薄。舌淡苔白，舌体胖大，边有齿痕，脉虚缓无力。

食物选择原则：多食糯米、小米、大麦、山药、籼米、马铃薯、大枣、胡萝卜、香菇、豆腐、鸡肉、鹅肉、兔肉、鹌鹑、牛肉、狗肉、青鱼、鲢鱼。少食辛散或滋腻的食物，如辣椒、葱、姜及肥腻味厚的食物。

5. 血虚体质

血虚体质为血液不足或濡养功能减退的体质。

体质特征：颜面、眼睑、口唇、爪甲淡白无华、眼睛干涩、头晕目眩、心悸、失眠健忘，多梦易惊，大便偏干。女性可有月经量少、经期后错或闭经，舌质淡白，脉细。该类体质以肌肤、黏膜组织淡白及身体虚弱为要点，易发展成阴虚体质。

食物选择原则：桑椹、荔枝、松子、黑木耳、菠菜、胡萝卜、猪肉、羊肉、牛肝、羊肝、甲鱼、海参等宜食用。少食温热和辛温发散的食物和药物。如羊肉、葱、姜、韭菜及多种香辛料等。

6. 阴虚体质

指阴精偏衰，机能虚性亢奋的体质类型，多由血虚体质进一步发展而来。

体质特征：形体消瘦，面颧潮红，午后低热或夜热早凉。头晕目眩，口燥咽干，手足心热，易烦易怒，盗汗，易失眠。大便干燥，小便短赤，舌瘦红嫩，舌苔薄少，脉细数。该类体质以内热、颧红、盗汗、舌红少苔、脉细数为要点。

阴虚体质者对燥热的耐受力较差，容易出现阴虚燥热的病变。宜食用清淡，远肥腻厚味、燥烈之品。

食物选择原则：宜选择芝麻、糯米、蜂蜜、乳品、甘蔗、鱼类等清淡食物，少食葱、姜、蒜、韭、椒等辛味之品。

7. 阳虚体质

指阳气偏衰，机能减退，热量不足，抗寒力弱的体质类型，多由气虚体质发展而来。

体质特征：面白少华，口淡不渴。形寒喜暖，蜷卧嗜睡。手足发凉，不耐寒冷，少气懒言。大便溏薄，小便清长或尿少水肿。舌淡胖嫩、边有齿痕，脉沉迟无力。这类体质以手足发凉、畏寒肢冷为要点。阳虚体质者对寒湿的耐受力较差，多出现寒证、湿证，容易患痰饮、淤血、水湿、肿胀等疾病。

食物选择原则：易食用有温阳作用的食物。如羊肉、狗肉、鹿肉、鸡肉。少食寒凉或滋腻的食物。

8. 气郁体质

指肝失疏泄，气机郁滞的体质类型。

体质特征：性格内向，情志忧郁，抑郁不乐，感情脆弱，敏感多疑，情绪不稳定。胸胁、小腹胀满或走窜疼痛，善叹息或呃逆，咽喉部位有异物感。女性多见乳房胀满、疼痛，痛经、月经不调或闭经。舌淡红，苔薄白。

这类体质以情志抑郁，肝经循行部位出现胀闷疼痛及女性月经不调为辩证要点。有这种体质的人对精神刺激的适应能力差，容易向气滞血淤、气滞痰凝病理状发展。发病时多出现抑郁症、内躁、乳腺增生及子宫肌瘤等疾病。

食物选择原则：酒可少量饮用，多食行气食物。如佛手、橙子、陈皮、荞麦、韭菜、茴香菜、大蒜、刀豆等。寒凉或滋腻的食物应少食。

9. 痰湿体质

水液内停、痰湿凝聚，身体沉重的体质类型。

体质特征：体型多肥胖，肌肉松弛。面部油脂较多，面色多淡黄而晦暗，眼微浮肿。多汗，身体沉重，容易困倦。时有胸闷、痰多，口中粘腻或发甜或口中无味。舌苔多白腻，脉多滑。有痰湿体质的人对寒冷及潮湿的适应力较差，容易损伤阳气，易患痰饮、水肿等疾病。

食物选择原则：多食蔬菜、水果。如白萝卜、荸荠、扁豆、洋葱、枇杷、赤小豆、白果、紫菜、海蜇、大枣、薏苡仁、蚕豆等。对肥甘厚味应少食，酒类不宜多饮，勿过饱。

10. 淤血体质

体内血液运行不畅或停滞不行的体质类型。

体质特征：面色及肤色较暗，皮肤色素沉着或有淤斑、淤点。身体疼痛，疼痛部位固定，疼痛性质一般为针刺样，具有昼轻夜重的特点。皮肤干燥，女性可见痛经、闭经、经血中夹杂暗紫色血块。舌质暗或有淤点淤斑，脉细涩或结代。这类体质以痛如针刺、痛有定处、拒按、肿块、唇舌爪甲紫暗等为要点。这类体质者易患出血、肿块、中风、胸痹等疾病。

食物选择原则：常食用桃仁、油菜、黑豆等有活血祛瘀作用的食物。酒可少量且常饮，醋亦可多食，还宜常食山楂粥、花生粥。寒凉或滋腻的食物应少吃。

从以上各类体质特征和表现可知，人的体质不同，身体的表现一定不同。食养食疗需要根据体质选择相应的食物，即辩质食治。这是中医理论在食养食疗中的重要作用。

1.1.3 注重食物性味

中医认为，中药有酸、苦、甘、辛、咸五味之分，也有寒、热、温、凉四性之别。对症身体适时适量地选择和应用，将有助于调节体质平衡。也只有这样才能收到以其之精濡养身心、强身健体的功效。中医食养食疗的理论同样把食物也按照性味分类，不同的性味对人的机体可以产生不同的功效和作用。中医对食物性味的所指并非我们味蕾对食物味道的感觉。例如中医认为鸡的性味属甘，而甘味有缓急、补益的作用，可治疗虚证，而并非指鸡的食用口感是甜的。中医对食物性味的分类，是食物的药用机制和营养作用的属性表述。也是人们用以指导配膳的依据。中医所指食物的五味对人体的调理有不同功效。五味调配得当则利于养身。

辛味 具行气、行血、发散作用；对症气血阻滞、外邪束表证。

常见食物：辣椒、胡椒、葱、姜、薄荷等。

甘味 有和中、缓急、补益的作用；对症虚症、脾胃虚寒等。

常见食物：蜂蜜、麦芽糖、龙眼肉、甘草、鲫鱼、虾等。

酸味 有收敛、固涩、开胃的作用；可对症汗症、泄泻、遗精。

常见食物：山楂、石榴、苹果、青梅等。

苦味 具宣泄、清热燥湿的作用；对症治疗热证：心烦、湿证、咳喘等。

常见食物：苦瓜、香椿、莴笋、马兰等。

咸味 有散结、软坚的作用。对症治疗颈淋巴结核、痰核、甲状腺肿等。

常见食物：海藻、海带、海蜇、鸡血、蚕蛹等。

中医认为食物的味不同对五脏的作用也不同，在《素问·宣明五气篇》中有"五味所入，酸入肝、辛入肺、苦入心、咸入肾、甘入脾，是谓五入。"《素问·阴阳应象大论》中也有："酸生肝、苦生心、甘生脾、辛生肺、咸生肾。"的论述。同样五脏对食物的五味也有五禁。《灵枢·五味》中有这样的论述："肝病禁辛，心病禁咸，脾病禁酸，肾病禁甘，肺病禁苦。"由此可知，五味与五脏有着紧密的对应关系，用对五味，可有滋补功效，反之也可能致疾。食物五味在人体中有不同的效果，一味偏嗜会有损健康。

食物除了五味外还有寒、热、温、凉的不同，称为食物的四性。食物的四性与人的体质关系紧密，也是养生和食疗中重要的内容之一。在具体应用中常以温热、寒凉及介于两者间的平性为划分。

常见温热食物：高粱、面粉、糯米、栗子、核桃、葵花子、荔枝干、桂圆辣椒、韭菜、熟藕、熟白萝卜、生姜、红茶、香菜、荔枝、龙眼、桃子、大枣、杨梅、核桃、杏子、桔子、芒果、樱桃等。适合于迟冷、倦怠质及寒证、阳虚者食用，但长期食用可能导致内热或燥热过盛以致阴虚。

常见寒凉食物：牛奶、芹菜、冬瓜、生藕、生白萝卜、苋菜、黄瓜、苦瓜、茄子、丝瓜、茭白、茨菇、紫菜、金针菜（干品）、海带、竹笋、冬笋、菊花菜、蓬蒿菜、马兰头、土豆、绿豆芽、菠菜、油菜、蕹菜、莴笋、香蕉、西瓜、梨、柑子、橙子、柿子、鲜百合、甘蔗、柚子、山楂、猕猴桃、金桔、罗汉果、桑椹、杨桃、香瓜、生菱角、生荸荠等。这类食物适宜于燥热质及热证阴虚火旺者，但食用过多也可损及脾阳，形成脾胃虚寒的症状。唯有平属食物可久服而不致体质偏颇。

常见平性食物：豆奶、豆制品、花生、莲子、芡实、榛子、松子、百合、银杏、大枣、南瓜子、西瓜子、芝麻、卷心菜、番茄、豇豆、四季豆、芋艿、鸡毛菜、花椰花、黑木耳、刀豆、银耳、山药、松子仁、芝麻、胡萝卜、洋葱头、香菇、蚕豆、花生、毛豆、黄豆、黄豆芽、白扁豆、豌豆、苹果、葡萄、柠檬、乌梅、枇杷、李子、酸梅、海棠、菠萝、石榴、无花果、熟菱角、熟荸荠等。

1.1.4 顺应四时施膳

人类的养生可以认为是在发现食物的同时就已经存在了。中医养生的观点认为，顺应天时，保持人体的精气与自然界阴阳五行的运行相协调是养生的根本要旨。《素问·四气调神大论》中说：四时阴阳者万物之根本。指出了一年四季寒热温凉的变化实际上是因自然界中阴阳的消长而成。人体的健康与自然环境息息相关，顺应自然才是符合人类健康长寿的规律。《灵枢·本神篇》说："智者之养生也，必须四时而适寒暑……如是，则避邪不至，长生久视。"生与视是人长寿、健康的体现，这就是说，人只有顺四时而适寒暑，才能得以养生和长寿。

自然界中四季不同的气候对人体的生理状态都有影响。顺应不同季节的气候变化而调节膳食并应用不同的食补，可以达到增强体力，防病、抗病的目的。

1. 春 季

春为四季之首，万物萌发之季。始于农历立春，止于立夏。中医认为春属木。

春季中气温由低渐高，万物生机萌发。人体的阳气也易得以升发，气血趋于体表，易使肝气上扬。因此，春季应以补肝为先。而肝阳偏亢的人易发目疾、眩晕、头痛等症。由于肝气升发，患有慢性病、陈病的人易旧病复发和病情加剧。

根据春季的节气特点和易发病症，日常进食宜选用清凉升发、养肝脾、通利肠胃的食物和药膳。多食甘味，可保养脾气，增强脾胃的消化功能。固肝开窍于目，可多食用调补眼睛的食物和药膳。

春季不宜食用辛、辣、燥热的食物，如羊肉、狗肉、辣椒等，以免升火伤阴而伤人元气。

推荐食物：黑米、扁豆、春笋、芹菜、荠菜、枸杞叶、菠菜、萝卜、荸荠、海带、海蜇、山药、黄瓜、西葫芦、木耳、鸡肝、鸭血、猪肝、瘦猪肉等。

2. 夏　季

夏季是一年中天气最炎热的时段，始于立夏止于立秋。中医认为夏属火。

夏季的热气通于心。因此，这个季节心气最旺，中医认为夏季主养心。夏季也是一年中阴阳二气茂盛与衰败的交接季节，是万物和人体生长最旺盛的节令。夏季气温高，暑气逼人，心火偏亢。因此人们易贪凉饮冷，过度则损伤脾阳，出现食欲不振、腹痛、腹泻等症。在夏季，人体易火旺而形成阳气外泄。这时也是心脏病、高血压的高发病季节。

根据夏季的节气特点和易发病，夏季宜多选择食用清凉平和的食物，以利于益气生津、解暑利温。夏季于五味主苦，宜食苦味。夏季于五脏属心，心病忌咸，当补肝、养心。肝欲酸，因此宜选用酸味的食物。

夏季是暑热当令，宜选用性味寒凉的食物以御酷暑，忌食辛、燥、温热的食物，以免增加内热，损伤正气。

推荐食物：苦菊、苦瓜、莴苣、黄瓜、空心菜、生姜、茭白、豆腐、绿豆、绿豆芽、红小豆、海带、鸭肉、兔肉、酸梅汤、山楂、橄榄、柠檬、番茄、西洋参等。

3. 秋　季

秋季是炎热转凉的季节，始于立秋，止于立冬。中医认为秋属金。

秋季干燥，燥气通于肺，易引发与肺有关的疾病。如口干、鼻燥、皮肤干燥、大便秘结等。尤以干咳、燥咳为常见多发。因此，秋季应以养肺润燥为主。秋季的气候由热转凉，人体的阳气渐收，阴寒渐生，万物成熟收获，也是人体气血逐渐内敛的时节。不宜食辛热及煎、炸熏烤的食物，以免助燥伤津。

推荐食物：芡实、山药、甘蔗、梨、香蕉、百合、银耳、木耳、核桃、花生、芝麻、杏仁、萝卜、丝瓜、荸荠、柿子、冬瓜、番茄、蜂蜜、天冬、麦冬、沙参、冬虫夏草、甲鱼等。

4. 冬　季

冬季是一年中最严寒的时段，始于立冬，止于立春。中医认为冬属水。

冬季因为气候严寒，人体阳气偏虚，阴寒偏盛，机体抵抗力低，阳气易受损。中医认为寒通于肾，肾主收藏，因此冬季应以补肾为主。《素问·四气调神大论》中有："冬三月，此谓闭藏，水冰地坼，无扰乎阳。早卧晚起，必待日光，使志若伏若匿，若有私意，若已有得；祛寒就温，无泄皮肤，使气亟夺，此冬气之应，养藏之道也。逆之则伤肾，春为痿厥，奉生者少。"由此可知，在冬季的寒冷气候中，人应当顺应气候变化，以补、藏为主。

冬季由于气候的影响是易患感冒、哮喘、咳嗽的季节，也是冠心病、脑卒中、风湿、关节病的多发季节。饮食上宜多选择滋补助阳、补肾益精的食物。由于冬季人体脾胃运化功能较强，新陈代谢活动最低，是一年中进补、调养的最佳时节。也是食养食疗最易有效的时节。

冬季寒冷的气候特点，忌食生冷潮热、风寒凉滑的食物，以免损伤肾阳。

推荐食物：羊肉、狗肉、牛肉、鹿肉、海参、鸡肉、鳝鱼、核桃、人参、藕、木耳、黑米、黑枣、黑豆及其他黑色食物。

1.1.5　因人因地择食

中医认为，每个人的体质不同，利用食物防病治病或进行身体调养要注重辩证才能达到食治的目的。针对不同体质的偏颇，选择适宜的食物施食用膳是食养食疗的原则。不同地区的人群，生活环境和饮食习惯不同，对食物的选择与搭配有各自的特点，选择适宜性味的食物是不可忽视的必要条件。

营养学家认为食物的产地不同，食物中的营养价值和有效成分也会存在差异。食物生长的水质、土壤、环境、气候都可能影响食物的品质、甚至形状和颜色都可能不同。但只要服食得当，均可滋养气血。因此，通过膳食达到预防疾病和治疗疾病的目的，因人、因地择食十分重要。

1.2　养生食疗的原则和禁忌

在我国传统的饮食中，食养食疗占有重要的地位。丰富的食物资源和多种多样的烹调加工方式，让人们尝试着用多种方法来保健、养生甚至治病防病。

从中人们体会和总结了食物养生的经验，也使养生文化不断得到补充和完善，这也是人类文明史中重重的一笔。

1.2.1 食养食疗的原则

具备食养食疗功效的食物有多种多样，药食两用，药食同源的食物也是种类繁多。食补、药补都是食养食疗中重要的手段和方法，调配和应用也有相应的原则。按照组成的原料分类主要有以下三种类型：

1. 仅用食物 取食物的鲜汁或用完全的食物本身制成各种药茶、饮料、汤、羹、粥、菜肴、膏滋、酒类和果品类等。

2. 食物加药物 食物与药物一同经烹饪或加工后制成。如饭粥、菜肴、茶饮、药酒及羹汤等。

3. 食物中加入强化营养素 在食物中加入一些营养成分。如维生素、无机盐、微量元素等。用以加强某一方面的营养作用，起到防治疾病的效果，一般也被称为强化食品。

中医认为，养生应以食补为先，治疗则当考药攻。这是中医食养食疗的原则。具体应用中针对不同的身体状况，所需补益的目的不同，采用的方法自然也不同。

常人宜食补。常人即身体健康或在不同程度上处于不完全健康但没有医学诊断的病症或未形成患病状态的人，我们常称其为亚健康状态。这类人以强身健体、延年益寿为目的，适宜食补。正如孙思邈所说：食能排邪而安脏腑，悦情爽志，以资气血，若能用食平疴、释情遣疾者，可谓良工，长年饵老之法，极养生之术也。充分利用食物的不同性味功能和营养成分合理配膳进食，是增强体质促进健康的重要手段。

调整体质偏颇宜药补。对以调整体质的偏颇为目的者，应考虑药补。药补需要根据具体情况，予以辨证，再选用相应的药物补益。药补与食补有所不同，药品之补，功效明确，多具有补偏救弊的作用。这样可以利用有补益作用的药物或补益剂，调补人体阴阳和气血的顺畅，以达到增强体质、防病抗老的目的。

1.2.2 养生食疗的适宜人群和禁忌

中医认为养生适合于每一个人。万千年来人类生存的实践证明了食物对人

11

体而言没有绝对的"好"与"坏"，重要的是正确选择、搭配合理。利用食物味性的不同功效，以中医所论"气味相调"，"性味相胜"的原则合理食用，无论男、女、老、幼都可以辨证选用对应的食物进行调补。

　　不同食物中的营养成分和性味不相同。但都有属于自己的或温热或寒凉或平和的属性，也有辛、甘、酸、苦、咸五味的不同。在中医理论中，五味可入五脏，即酸入肝、苦入心、甘入脾、辛入肺、咸入肾。五脏的滋养调和，应择其性味相适应的食物。在日常常见的食物中性质偏平的较多，故多数食物虽长久食用而不易出现体质偏差。但也有少数属性较强、特质明显的食物在食用中应加以注意。不同食物在搭配时与人的体质会产生一定的影响和作用。搭配得当可有相互协同，互补互助的积极作用，食物的效果得以增强。反之可能产生拮抗，不仅食物本身的功效可能降低、失效甚至有损健康。比如寒性较强的冷饮、甲鱼等，不适宜于寒性体质及病证需要禁用寒性食物的人食用。而羊肉、狗肉、生姜等偏热性的食物不适宜于热性体质与病证需要禁用热性食物的人食用，否则可能对身体不利。

　　中医还认为，一年四季中各季都有所长。即所谓"春生、夏长、秋收、冬藏"，遵循自然规律，顺势而为才能得其养。春季为阳气升发，不宜服食辛辣之物，避免因助发而致内热；夏季不宜过食油腻、贪生冷而致脾胃功能失调，内湿中生；秋季燥热过甚，易口干、咽燥，不可过食甘温、辛温而致温热伤阴；冬季为封藏之季，过食寒冷则克伐阳气，致封藏不固、温养失司。

　　食养或食疗可以通过食物的作用辅助患者在疾病过程或疾病恢复期得以滋养、调和。但如果食物选择不当可能加重疾病或影响身体的恢复。中医将这类由于饮食而引起的疾病复发称为"食复"。《素问·热论》中这样说："热病少愈，食热则复，多食则遗。"在生活中了解食物对疾病的禁忌，有助于疾病的治疗和身体的恢复。如过敏性疾病，忌食虾、蟹等"发物"，食后可能加重病情或引起其他不良反应。高血压、水肿患者应控制食盐的摄入。痛风患者应少食或忌食嘌呤含量高的食物。肾病患者的蛋白质摄入要严格控制，避免增加肾脏负担。肝病患者需忌酒，同时控制脂肪摄入等等，这些都是食养食疗中需要遵守的禁忌。

　　食物与药物的配合对病症的治疗效果也会产生影响，食物与药物的性味匹配得当可使药物发挥更好的功效。如服用发汗解表的药，需忌服具收敛作用的食物，酸性食物属收敛故不可服用。再如酒后服利尿药可能导致失水和血压降低。酒后服呋喃唑酮（痢特灵）、甲硝唑（灭滴灵）、降糖灵或药后 12 小时内饮酒，可能出现"双硫醒样"中毒反应。这些都表明酒与一些药物之间存在相互的禁忌，正确择食和掌握用药知识，合理搭配食物的摄入是健康、安全的保障。

总之，不同的病症和身体状况可能存在不同的禁忌。服用药物时要遵照医嘱接受治疗，再配合适当的膳食才可以使机体得到更好的滋养。这也是膳食养生的重要部分。

从食物的角度分析，不同食物有不同的功效和适用范围。不同的人也有不同的体质，进食以求补益食物的选择是关键。需要注意以下几个方面：

配伍禁忌　指两种以上食物在共同食用时，有降低和相互抑制的作用。也可以说是"相恶或相反"，即俗称"相克"。从古至今，历代的医学文献及现代的科学研究都证实，在我们日常食用的食物中确实存在一些不易与其他食物相配伍的成分存在。食用时不注意就可能造成对营养吸收的障碍甚至影响健康。有些还会致人患病直至产生更严重的后果。《本草纲目》中有猪肉反乌梅、桔梗；螃蟹忌柿、荆芥的记载。现在人们常喝的牛奶中有丰富的钙质，不宜与生菠菜同煮食。因为菠菜中的草酸丰富，与牛奶中的钙结合会形成人体难以吸收的草酸钙。如果将生菠菜与牛奶一同摄入不仅营养大打折扣，还可能促成体内结石的形成对健康不利。

发物禁忌　所谓发物，指特别容易引发某些疾病（尤其是旧病宿疾）和加重已发病症的食物。值得注意的是发物也是食物，对普通人群或大多数没有不良反应的人群食用并无特殊。但若与某些疾病相关则需要加以限制，避免因食用引发疾病或因此加重病情。

日常膳食中属发物的食物很多，不同种类的食物中都有一些属发物，按其来源可以分为：

海腥类，包括黄鱼、鲫鱼、鲳鱼、蚌肉、虾、螃蟹等。多为咸寒类食物，过敏体质尤其易诱发疾病发作应加以注意；

食用菌类，有蘑菇、香菇等。多为蛋白质含量较为丰富的食物，过食易动风升阳，触发肝阳头痛、肝风眩晕等。皮肤有宿疾者食用也多易诱其复发；

蔬菜类，有竹笋、芥菜、南瓜、菠菜、葱、辣椒、韭菜等。这类食物易诱发皮肤疮疡肿毒；

禽畜类，公鸡、鸡头、猪头肉、鹅肉、鸡翅、鸡爪、獐肉等。这类食物食之易动风升阳，还易诱发或加重皮肤疮疡；

　　水果、干果类，有桃子、杏等。

　　现代医学表明，忌食发物对外科手术后减少创口感染和促进创口愈合有重要意义。另一方面，发物有催化和诱发的作用，在一些特定的时期对身体调节有积极作用。比如麻疹初期，疹透不畅时可选用具促发作用的食物进食，可助诱发而缩短病程。在民间很早就有用鲫鱼炖汤帮助产妇催生奶水的做法。这也正是利用了发物催发、助发的作用，可以有利婴儿尽快得到充足的母乳喂养。

　　体质禁忌　　食疗进补对不同体质者还要注意饮食宜忌。阳虚畏寒者宜温补，忌用寒凉。阴虚内热体质者宜清补，忌用温热、助火的食物。一般虚证体质者应避免食用生冷、油腻、腥臭等不易消化的食物。阴虚者不易吃辛辣刺激性食物，如酒、葱、大蒜、辣椒、生姜之类。食物以清淡营养为宜。

　　传统禁忌　　我们的祖先在过去的生活实践中体会和总结了很多传统的禁忌规则，流传至今依然被人们沿用。如服用人参不宜生食萝卜。中医认为人参为进补药用食物，而萝卜属顺气、产气或称为"破气"的食物，同食使进补无法顺利进行或者补而未能获效。总之，同食将不利进补。

1.2.3　养生食疗的膳食种类

　　食疗食物的加工方法与日常食物的加工方法基本相同，包括炖、焖、蒸、熬、炒、卤、炸、烧等。如果按照食品加工后的性状及加工方法可分为：粥食、汤羹、菜肴、药茶与代茶饮、膏滋、酒类、面点几个类别：

1. 粥　食

　　粥的主要成分是谷类（多为米类）等粮食单独或配合药汁加水煮成的半流质食品。有很好的健脾养胃功效。特别对老人齿落、食欲不振、幼儿缺乳、消化功能障碍或不全、病后调养及有吐泻等病症的患者，粥食都十分适宜。粥食易消化好吸收，是补充营养的一种便利有效的食物。

　　食粥是中国人一种独特的传统饮食方式，已有数千年的历史。《礼记》中就有"食粥天下之达礼也"之句。药粥为谷物与药（或药汁）同煮而成，用药不同可有不同的食疗效果。有些可治病，有些则有保健功效。以粥治病，以粥护正，都是中医食疗中的好方法。

　　【示例】粟米龙眼粥

　　可补心肾、益腰膝，适于心肾精血不足，心悸、失眠，腰膝酸软者在冬季食用。

原料：粟米 100 克，粳米 50 克，龙眼肉 15 克，清水适量

制作：全部原料淘洗干净入锅，加 10 倍的清水用中火烧开后转小火煮至粘稠，可用少量白糖或冰糖调味。

2. 汤、羹

汤、羹类多以动物性食物如肉、蛋、奶、海味品等原料为主，加入药物（食物类药物）经煎、熬或煮而成的汤液。根据浓稠不同，又有汤与羹之分。

汤 食物或药物加水煎、煮后的汁液。需要注意的是药物的添加时间要根据药性而定。有些可直接与食物一同烹制，有些则需要先煎再与食物同煮，还有些需要最后添加，可遵照医生指导制作。煎煮完的汤在食用时可以是食物与汁液同食，也有煎煮后取汁饮用而弃渣的方法。食用方式视食物性状和饮食习惯或身体状况而定。汤是食养食疗中滋养功效很好的食物，特别是经小火慢炖熬成的汤可以将食材中的水溶性维生素、胶质和一些矿物质溶入汤中，对胃肠有疾患或消化功能欠佳者更为适用。

【示例】强肾狗肉汤

暖脾胃、温肾阳，适宜在冬季进补时食用。

原料：狗肉 500 克，菟丝子 7 克，附片 3 克，葱、姜、盐各适量

制作：狗肉与姜片一同入锅炒香后加水和其他原料一同入砂锅炖煮至狗肉软烂，食用时可吃肉也可喝汤，一同食用效果更佳。

羹 羹是比通常的汤更浓也更稠厚的浓汤。做法上除去上面所述的方法外，通常需要加入增稠的原料。比如淀粉、生粉、含胶质的汤料或其他食物等为其增稠。

【示例】银耳莲子百合羹

可去燥、降火，是益气清肠、养阴清热的佳品。

原料：银耳 3 朵，莲子 20 克，干百合 20 克，冰糖、清水适量

制作：银耳温水泡发后去蒂，撕成小块，莲子、干百合用清水泡软；银耳入锅中加清水，小火熬煮 2 小后加入莲子、百合一同煮半小时以上至莲子软糯；用冰糖调味即成。

银耳中含有胶质，这个羹不仅粘稠而且爽滑、适口，加入冰糖更增加了清甜润燥的功效。

3. 菜 肴

菜肴是中国人日常食用的重要食物种类。因此菜肴在食养食疗中的地位也十分重要。无论是民间的食养小方还是宫廷御膳的滋补药膳很多都与菜肴有直接关系。菜肴因原料不同可有荤有素，但多数都可以与药材搭配食用。这种将药材与食物巧妙结合后经烹调加工制作的菜肴，既有食品的作用，又能发挥药物的疗效。是既营养果腹又有强身治病功能的佳品。

菜肴中的食材与生活环境、气候季节直接相关，一般分为植物与动物两大类。植物类食材中有些已具备药食同源的功效。现代研究证明，植物中的多种生物活性成分对人类的健康和保健有强大的功效。是人类生存、发展重要的物质基础和保障。动物类食材因含有丰富的人体必需营养素，也常常被用做滋补佳品。无论何种食材经合适的加工烹调，都可以成为具食疗、保健功效的食疗菜肴。

中国菜肴的加工方法很多，南北方各有特点。概括起来有：炖、蒸、煮、炒、熬、烧、烩、炸和凉拌等。在药膳类的菜肴中按照原料的来源不同可分为：

鸡膳类，如清蒸人参鸡、枸杞子蒸鸡；

鸭膳类，如栗子鸭、陈皮野鸭条；

蛋膳类，如豆腐蛋、五味子炖蛋；

猪膳类，如荷叶肉、蜗牛烧精猪肉；

牛羊膳类，如杜仲爆羊肾、参杞羊头；

水产品膳类，如小米海参粥；

蔬菜膳类，如炝拌穿心莲。

【示例】**五味子蒸乳鸽**

有敛肺，滋肾、生津，收汗，涩精等功效。

原料： 五味子 15 克，乳鸽 1 只，辅料、调料适量

制作： 五味子用纱布包好，塞入乳鸽腹内，加辅料一同上锅蒸熟即可食用。

此药膳中五味子性温味酸，入肺、肾、心经。适用于肺虚喘咳，口干作渴，自汗，盗汗，劳伤羸瘦等症。

4. 药茶、代茶饮

药茶 药茶是将有药效作用的食材或食材与加工后的中药材一同进行冲泡

后饮用的剂型。药茶的原料多数都很家常，而且制作简单、方便。将所用原料直接或用纱布包裹后放入杯中，用热水冲泡再加盖浸泡一定时间即可饮用。有些药茶也可加水煎汁，一次制作数日的服用量，妥善保存，代茶频服。

药茶的特点是原料简单易得，制作方便、快捷，服用方便。不同体质特征的人可以有针对性的选择原料。药茶对某些病症可以有治疗效果，还可以作为慢性疾病辅助治疗或调养的方法之一。药茶对健美、减肥、调养身心、延年益寿都可以有一定的积极作用。特别是对现代人，在追求快节奏和生活品质的环境下，茶饮是老、中、少及健康与亚健康各类人群都可选用的养生方式。

【示例】枸杞麦冬茶

该茶常饮可养阴生津，润肺清心并对大便干燥有缓解功效。适宜糖尿病人做为日常保健茶饮。

原料：枸杞 12 克，麦冬 6 克

制作：枸杞、麦冬同放入杯中，冲入沸水，焖 20 分钟后可饮用，多次冲泡后将枸杞嚼服，效果更佳。

代茶饮　代茶饮即是可直接饮用的汁液类食物。是将食物或药物浸泡后取汁，直接饮用或经煎煮、蒸馏而制成饮品用于代茶饮用。这是中医学中古老又经典、有效的养生保健方法。

【示例】菊花绿茶饮

对风热感冒（咽喉疼痛）者适用。这茶可调理风热感冒引起的头晕、咽喉痛、干咳等症，有清热、排毒的功效。

原料：菊花 8 朵、绿茶 1 克、冰糖适量

制作：菊花和绿茶放入杯中冲入沸水，1 分钟后除去水；再次冲入沸水，加入冰糖，焖 5 分钟即可饮用。可反复冲饮至茶味变淡为止。

在中医的食养食疗中，代茶饮的方剂很多，经多年应用并验证能有效治疗和养生的妙方也很多，选择适合自己体质的食材是制作代茶饮中最重要的第一步。选择得当对身体调养可有事半功倍的功效。

5. 膏　滋

膏滋又称膏方，是按处方将食物和药物混合加水煎煮，取汁液浓缩后加入饴糖、冰糖、蔗糖或蜂蜜，再加阿胶等胶类熬透而制成的稠厚半流体状口服剂。

膏滋由补益、强身、活血等药物配制而成。是增强体质、改善机体虚弱状

态常用的滋补食物。膏滋在制作中除去了大量水分，汁液相对浓稠食用方便。一次食用量不大，特别适合年老体弱者作为补益品服用。对胃、肝病、肿瘤和其他疾病的患者，也可作为病中调理或术后恢复期的补品服用。

膏滋中有治疗作用的药材配伍强调因人而异对症下药。不同药材的药理药效亦不相同，故对疾病起治疗作用的膏滋配伍强调一人一方。但是以调养保健为主要功能的基础营养膏滋以食材为主，兼顾药食两用的食材功效，可为大家普遍服用。

【示例】阿胶核桃膏（固元膏）

有补血，养颜，乌发，补肾、润燥的功效。

原料：黑芝麻 1 斤，核桃仁 1 斤，红枣 1 斤半，冰糖半斤，阿胶半斤（冬天可适当加量至 1 斤），黄酒适量

制作：黑芝麻研成粉，核桃仁瓣成小块，红枣去核。黄酒与阿胶混合至阿胶溶化后将其他原料混入，拌匀。上锅蒸 1 小时以上，放凉即可服用，每次取 1 勺食用为宜。可每日一次，也可早、晚各服用一次。

6. 酒 类

有食疗效果的酒类多由白酒或黄酒加中药配制而成，一般为澄清的液体制剂。因酒本身有行药势，通血脉，走窜经络的功效，所以用酒制成的药酒多可益气、温阳、补血、生津、行气。特别对腰腿有疾患，关节疼痛、肢体麻木等症的患者更为适用。随着时代的发展，人们对生活的内容和质量有了更多的要求，现代人还会根据需要调制美容酒、养颜酒用于日常保健服用。

药酒的泡制有冷浸法和热浸法，其中以冷浸为最简单，适合家庭自己配制。具体制法是将原料粗末置于容器中，加规定量的白酒或黄酒，密封保存。每天搅拌或振荡 1 次，7 天后每周搅拌或振荡 1 次。常温下避光浸泡 20 天左右，冬季泡的时间可加长。取上清液，再将药渣压榨挤出药液，合并所有酒液后过滤澄清即完成。酒方一般以温服为好，滋补性药酒可在就餐时慢慢服用。

饮用药酒应视病人酒量适当服用，以免引起不良反应。对阴虚火旺者需慎用。酒精过敏或患有不宜饮酒的疾患者不宜服用，如肝病、癫痫、心功能不全、慢性肾炎等，均不可饮服。在服用药物期间，一定要遵照医嘱执行。因为有些药物遇酒精可能引发不良反应，甚至危及生命。

【示例】首乌酒

适用于肝肾不足引起的眩晕，乏力，消瘦，腰痛，遗精，须发早白，神经

衰弱，病后体虚等症。

原料：高粱白酒，炙首乌，生地黄

制法：先将炙首乌和生地黄洗净，完全晾干后放入瓶中，加酒在常温浸泡。经常搅拌，泡制 10～15 天就可以饮用了。

7. 面点

用米粉、面粉与保健药物、食物配伍制成的食物，如面条、馒头、糕点被称为药面点。这类面点除了具备一般食物的功效，还增加了药材的养生功效。不仅可以充饥顶饱，还有一定的保健功能，是普遍受欢迎的保健食疗食物。

【示例】茯苓饼

健脾益气、利水化湿。

原料：茯苓 200 克，面粉 100 克

制作：茯苓研成细粉与面粉混合，加水调成稠面糊，在平锅中摊薄饼，烙熟即可食用。

第 2 章　养生食疗应用篇

2.1　常见食物的营养特点及养生功效

食物是人类得以生存的物质基础，生存是人类摄取食物的原始动力。正可谓："安身之本，必资于食"。然而，随着人类文明的进步和发展，摄取食物获得营养以求养生逐渐将人类进食需求的原始动力从求生提升到了养生的层面。膳食养生与食物密不可分，但食物的种类、性状各有不同，摄取和进食后对机体的功效和作用也各不相同。通常我们把膳食中的食物分为植物和动物两大类，这也是人类食物获得的基本物质种类。

2.1.1　植物类食物

植物类的食物是人类最早发现可以用来维持生命的物质，包括粮谷类、豆类、薯类和我们现在认识的多种杂粮及蔬果和干、坚果。粮谷类既我们膳食中的主食，在中国人的膳食习惯中粮谷类是一日膳食摄入比例最大的食物成分，故被称为主食。蔬菜和水果是一直伴随人类生命延续至今的自然物种。这类食物的种类繁多，性能各异。我们的祖先不仅用其充饥、裹腹，还从中汲取养分维持生命。蔬果类食物是人类生命必需的多种营养成分的重要来源，对维持人体健康有特殊的作用和功效，这也可以在人类从古至今的发展过程中得到证实。干果和坚果类并不做为人类的主要食物，但干、坚果多是植物的种籽，其中蓄藏有植物为自身萌发下一代而准备的营养成分，这些成分可以为人体提供多种微量营养素和优质的脂类，是不可多得的高能量高营养的食物。

各类食物的补益和营养功效不同，膳食中需要按照不同食物的性味做好合理搭配。食物除了为人体提供能量外，还可以使我们从中得到调养甚至收到调养和治疗疾病的效果。

谷类　谷类包括稻米、小麦、玉米、小米、高粱、燕麦、莜麦等富含淀粉的多种主食类食物。谷类是人类最重要的能量和宏量营养素的来源，"食之养人，全赖五谷"是古人对谷类的概括和肯定。按照人们的食用习惯和口感不同，谷类常被习惯性分为粗粮和细粮。粗粮是未经精磨和深加工的糙米、未脱去籽粒外层而整粒磨成粉的全麦面粉及各种薯、豆、燕麦、干果等"五谷杂粮"。而经过深加工，去除了外层粗硬的纤维，剩下谷粒内芯口感顺滑、细腻部分的粮谷通常被称为细粮。

稻米　又名大米，分籼米和粳米，膳食中以粳米为多见

粳米："补脾益五脏，壮气力，止痢疾"。引自《食鉴本草》

性味归经：性平，味甘，归脾、胃经

功效：补中益气，健脾和胃，除烦渴

对症：中气不足，气短乏力，体虚自汗，脾胃不和，呕吐泄泻，津伤烦渴等

主要营养成分：淀粉含量高（近80%），还有蛋白质、脂肪、B族维生素及钙、磷、铁等多种矿物质。稻谷中的粳米是我国人民日常食用较多的稻谷种类。稻谷中蛋白质的生物利用率高于其他谷物。

食方：

对症：消化功能薄弱

粳米煮稀粥，每日早晨服食；

对症：大病后不能进食

取粳米适量小火熬煮，取米汤饮服，连服数日，可养胃生津；

对症：婴儿吐乳，产妇虚弱，泄泻呕吐

取粳米炒焦后以沸水冲泡（或水烧开后下炒米微煮），服用；

对症：脾胃虚弱、消化不良引起的腹泻

取粳米做成的米饭，烤成焦黄的锅巴再研碎食用。

谷芽："启脾进食，宽中消谷而能补中，不似麦芽之克削也"。引自《本草逢原》

性味归经：性温，味甘，归脾、胃经

功效： 健脾开胃，消食和中

对症： 适用于宿食不化，脘腹胀痛，脾弱泄泻，食欲不振，病后脾虚食少等

主要营养成分： 谷芽中含淀粉酶，有促进淀粉消化的作用。

食方：

对症： 食积不畅

谷芽露： 谷芽蒸熟，泡水代茶饮服；

谷芽饼： 谷芽研末，调以姜汁，加少许盐和面团焙干食用；

对症： 婴儿肠痉挛：

金桔炒谷芽：谷芽 15 克，金桔 2～3 个。谷芽炒熟，金桔洗净、压扁。炒谷芽入砂锅加水煮 10～15 分钟，下金桔继续煮 5 分钟，取汁。加水煮第二遍，两次汁液合并，以糖调味，代茶饮。

小麦： "补虚，实人肤体，厚肠胃，强气力"。引自《本草拾遗》

性味归经： 性凉，味甘，归心、脾、胃经

功效： 补养心脾，养肝养肾，厚壮肠胃，益助气力，除烦止渴，利小便

对症： 妇女脏燥，精神不安，烦热口干，消渴，倦怠乏力，小便不利及无病强身

主要营养成分： 淀粉含量高，蛋白质含量大多高于稻米，还有脂肪、B 族维生素及钙、磷、铁等多种矿物质。

食方：

对症： 烦热消渴，口干

小麦 30～60 克，加水煮成稀糊，每日分 2～3 次服用；

对症： 思虑过度、睡眠不安或更年期综合症

甘草、小麦各 10 克，大枣 30 克，加水煎汤常服；

对症： 脾胃虚弱者的调补

小麦 100 克，淮山药 50 克，同捣碎煮粥，适量白糖调味食用；

对症： 老年人小便淋漓或有烦躁不安

小麦 30 克，通草 4 克加水煎汤服用，能有效缓解症状；

对症：精神紧张易出汗

小麦 50 克，大枣 10 枚，桂圆 5 枚，调红糖煮食。

浮小麦：又名浮麦、浮水麦，为干瘪轻浮的小麦

浮小麦："益气除热，止自汗盗汗，骨蒸虚热，妇人劳热"。引自《本草纲目》

性味归经：性凉，味甘、咸，归心经

功效：除虚热，止汗

对症：气虚自汗，阴虚盗汗，骨蒸劳热，妇女脏躁，痨病易汗等

主要营养成分：浮小麦中除淀粉和脂肪含量略低于普通小麦外，蛋白质含量与小麦相当。粗纤维约 2%，现代营养分析可知，其中含少量谷甾醇、卵磷脂、精氨酸、淀粉酶、蛋白分解酶及维生素 B 族和维生素 E 等。浮小麦以轻浮、无杂质为佳。

食方：

对症：盗汗，虚汗

浮小麦、大枣各 30 克或加糯稻根 30 克、青桃干 6 克或加茯苓、麦冬各 10 克，水煎服；

对症：盗汗及虚汗不止

浮小麦，文武火炒至焦黄，研成粉末。每服二钱，米汤送服，频服为佳；

对症：自汗、眩晕

浮麦大枣粥：取浮小麦、大枣同煮成粥食用；

浮麦黑豆汤：浮小麦与黑大豆同煮成汤饮用。

麦芽："和中消食之药也，补而能利，利而又能补"。引自《本草汇言》

性味归经：性微温，味甘，归脾、胃经

功效：下气消食，和中开胃，回乳

对症：适用于食积胀满，呕吐泄泻，气郁不畅，妇女断乳或回乳等

主要营养成分：麦芽中有淀粉酶、蛋白质、蛋白分解酶及维生素 B 族等多种营养成分。有助消化和降血糖的功效。

食方：

对症：小儿消化不良

麦芽鸡内金散：麦芽、鸡内金炒黄研末，调以白糖用沸水调制而成；

对症：回乳

麦芽回乳汤：麦芽 60 克（炒焦），加水煮成汤，饮服；

对症：水肿

麦芽赤豆粥：麦芽、赤小豆、粳米，加水煮成粥，服食；

对症：食积

煮或炒食，尤善消面食积。

小米：又名粟米、谷子、稞子

小米："煮粥食益丹田，补虚损，开肠胃"。引自《本草纲目》

性味归经：性凉，味甘、咸，归脾、胃、肾经

功效：益肾养阴，补益虚损，和中益胃，除热解毒，泻降胃火，强壮身体

对症：适用于脾胃虚热，反胃呕吐，积食不化，烦热口渴，腰膝酸软，小便不利，孕妇产后及小儿养生

主要营养成分：小米中淀粉含量与大米相近，脂肪含量高于大米。小米的加工与大米不同，小米是不去除外皮而直接食用的粮食。所以加工过程对籽粒中的营养成分如钙、磷、铁、镁等矿物质及 B 族维生素损失不大，膳食纤维也得以保留。因此，小米的营养价值比较全面，多种营养成分不低于大米。

食方：

对症：体虚胃弱及产后虚损引起的神疲乏力、缺少乳汁

红糖小米粥：小米 50 克加水煮成粥，用红糖调味，经常食用；

对症：胃嘈杂、反胃呕逆

米粉糊：小米磨粉，用水调制做成黄豆大的丸状，每次用其煮成糊加盐调味，日服 2 次；

对症：小便涩痛、尿少

豉汁葱白小米粥：小米入豆豉汁中，加葱白煮粥；

对症：产妇感冒的调理

炒米粥：小米 30 克，炒黄后煮粥，趁热食用，盖被取汗。

高粱："温中，涩肠胃，止霍乱"。引自《本草纲目》

性味归经：性温，味甘，归脾、胃经

功效：暖胃健脾，补中益气，涩肠止泻

对症：适用于脾胃虚寒，寒湿内盛，胃痛泛酸，消化不良，便溏腹泻，鹅口疮等证的调养

主要营养成分：高粱中的淀粉略低于大米，蛋白质、脂肪及膳食纤维的含量都高于大米，维生素 B_1、维生素 B_2、尼克酸、钙、磷、铁的含量与粳米相似或略高。用高粱米与大米、小麦混合食用，有营养互补的功效。

食方：

对症：脾胃虚弱所致的消化不良、腹痛腹泻、呕吐

高粱 60 克（炒香），红枣 10 枚（去核炒焦存性），共研末加糖混合，小儿每次 10~12 克，成人 15 克，日服 2 次；

对症：腹泻稀水，小便短少

高粱 30 克，薏苡仁、车前草各 15 克，水煎服；

对症：胃痛吐酸、腹痛便秘

高粱 120 克，黑豆 60 克，神曲 10 克，共研为末，投入已煮过的 30 克枣肉汤内拌匀，做饼后蒸熟晒干，再研末炒黄，每次 30 克服用。

薏苡仁：又名回回米、催生子、米仁

薏苡仁："健脾益胃，补肺清热，祛风胜湿"。引自《本草纲目》

性味归经：性凉，味甘、淡，归脾、肺、肾经

功效：健脾利湿，清热除痹

对症：薏苡仁尤以健脾除湿见长，适用于脾虚泄泻，小便不利，水肿，脚气，白带，风湿痹痛，肺痈等。

宜忌：形体瘦弱、阴液不足、津少便难者及孕妇忌用。

主要营养成分：薏苡仁中的蛋白质、脂肪含量都高于粳米，其中的薏苡素、薏苡酯和三帖类化合物对提高人体免疫力、预防癌症十分有益。有研究表明，薏苡仁还有解热和降低血糖的作用。

食方：

对症：风湿痹痛、筋脉拘挛及脾虚泄泻

薏苡仁、粳米各30克，煮粥，空腹食用；

对症：水肿喘急

薏苡仁、郁李仁各100克研碎，共煮为饭，日服2次，连食数周；

对症：肺痈咳喘

薏苡仁100克，以纯米醋煎浓汁，待温顿服；

对症：胃癌、肠癌、宫颈癌患者的辅助治疗

薏苡仁30克，野菱肉90克共煎浓汁服用，以30日为一个疗程。

黄豆："宽中下气，利大肠，消水肿，治肿毒"。引自《日用本草》

性味归经：性平，味甘，归脾、大肠经

功效：健脾宽中，益气利水

对症：冠心病、高血压、动脉粥样硬化及腹胀赢瘦，疳积泄痢，风湿痹痛。

宜忌：黄豆过食易胀气生痰、壅气。

主要营养成分：黄豆中蛋白质含量高，干豆中蛋白质的含量可达瘦畜肉的2倍，是人体所需优质蛋白质的重要食物来源。所含脂类也非常丰富，不饱和脂肪酸含量高，还有磷脂酰胆碱、胡萝卜素、B族维生素及钙、磷、铁、钾等多种营养成分。现代研究证明，黄豆中有多种活性成分，健康和保健的功效很突出。如黄豆中的卵磷脂可以防止血管硬化，预防心脑血管疾病的发生。大豆异黄酮有雌激素的活性，对妇女更年期综合症有辅助调节作用。大豆中的皂甙类有降血压和血脂的功效。常食大豆或大豆制品可有效改善冠状动脉及脑的血流量并有改善心肌营养的作用。

食方：

对症：预防冠心病

长期坚持以黄豆或豆制品替代膳食中的部分动物性食物，可使血液中总胆固醇浓度明显下降。

对症：气血虚弱、四肢酸痛、抽筋

黄豆60克，以水煮熟加糖调味，分2次日服；

对症：防止老年骨质疏松，促进儿童生长发育

黄豆煮熟，加面粉制成面食，酌量常食；

对症：感冒

黄豆 15 克，白萝卜 3 片，葱白 3 根，水煎服，每日 2 次；

对症：胃及十二指肠溃疡患者

沸豆浆 1 碗，加少量白糖调味，早空腹饮用。

黑豆："久服，好颜色，变白不老"。引自《本草拾遗》

性味归经：性平，味甘，归脾、肾经

功效：补肾益阴，健脾利湿，补血活血，祛风解毒

对症：头昏目眩，黄疸浮肿，脚气水肿，风痹筋挛等

宜忌：黑豆质硬不宜消化，消化功能不良者不宜多食。

主要营养成分：黑豆中的蛋白质与黄豆相近，不仅含量高且质优。脂肪及其他营养素的含量也较高，黑豆中的大豆黄酮苷、大豆皂醇、胆碱等经现代研究证明是对人体健康有益的植物活性成分。黑豆中的花青素是很好的抗氧化成分，可以帮助人体增强免疫力并且有防癌抗癌的功效。

食方：

对症：浮肿

黑豆薏米汤：黑豆 100 ~ 250 克，薏苡仁 30 克。两味同煮 1 小时左右，饮汤食豆；

对症：产后血虚眩晕、恶露不净

黑豆炒熟研末，每次 30 ~ 60 克，调红糖，以沸水冲服；

对症：肾虚不孕，阳痿不育，腰酸耳聋

黑豆 60 克，狗肉 500 克，同煮烂熟，加少量盐调味，每周分 2 ~ 3 次食用；

对症：月经延后

黑豆、山楂、红糖各 30 克，水煎服，每日 1 剂，每月经停后连用 15 日。

绿豆："益气、除热毒风，厚肠胃，作枕明目，治头风头痛"。引自《日华子本草》

性味归经：性凉，味甘，归心、胃经

功效：清热解毒，消暑利水

对症：暑热烦渴，咽喉肿痛，胃热，疮痈肿毒，水肿腹胀，湿热腹泻，药食中毒，小便不利等

宜忌：绿豆性凉，素体虚寒者不宜多食；脾胃虚寒、泄泻者慎食；服中西药时暂不食用。

主要营养成分：绿豆含丰富的碳水化合物、蛋白质和脂类，还有多种维生素和矿物质。有降血脂、降胆固醇的功效，对肝、肾有一定保护作用。

食方：

对症：暑热烦渴

绿豆 100 克，淘洗干净，加水煮至熟烂，放至室温后饮服；

对症：中暑

绿豆 90 克，入水煮至皮不破裂，将豆捞出，投入鲜丝瓜花 8 朵，煮沸后去花，冷却，饮汁；

对症：小便短赤、热病心烦、热痹、疱疹

绿豆 60 克，以水煮至沸腾，入金银花 15 克，煮至汤液不浑浊为度，取汁饮服；

对症：热淋尿涩、小便不利；热湿腹泻

绿豆 60 克，车前子 30 克，水煎汤饮食；

对症：各种药食中毒

绿豆 120 克，甘草 30 克，水煎灌服。

赤豆："赤豆粉，治烦，解热毒，排脓，补血脉"。引自《日华子本草》

性味归经：性平，味甘、微酸，归心、小肠经

功效：利水消肿，解毒

对症：水肿胀满，脚气浮肿，黄疸赤尿，痈肿疮毒，产后通乳，产后恶露不下，痔疮出血，肠痈腹痛，热毒痈肿，畜肉中毒，湿热黄疸，荨麻疹等。

主要营养成分：赤豆含丰富的淀粉、蛋白质及多种维生素和钙、磷、铁、钾、镁等营养成分。赤豆是中国人膳食中的传统食物种类，与稻谷或小麦粉搭配食用不仅可增进食欲，还有促进胃肠消化，提高普通粮谷类营养价值的

功效。

食方：

对症：水肿、黄疸、痔疮、产后少乳

赤豆 120 克，粳米 30 克，加水煮粥，日服 2 次；

对症：烦热、产后恶露不下、畜肉中毒、热毒痈肿

赤豆炒熟研粉，每次 30 克，日服 2 次，连服数日；

对症：痔疮出血、维生素 B_1 缺乏症、黄疸

赤豆煮熟研细，调入红糖做馅料，制作糕饼、汤团，经常食用；

对症：腹腔积液、水肿

赤豆 250 克，鲤鱼 500 克，煮熟吃豆喝汤；

对症：腹泻

赤豆适量，煮至将熟，打入鹌鹑蛋 2 只，煮至熟透，吃蛋喝汤，每日 2 次。

芋头：又名芋芳、芋根、毛芋。

芋头："煮熟甘滑利胎，补虚涤垢，可荤可素，亦可充粮。"引自《随息居饮食谱》

性味归经：性平，味甘、辛，归肠、胃经

功效：化痰软坚，消肿散结，治瘰疬

对症：肿毒，牛皮癣，烫火伤

宜忌：生食有毒，性滑。本品多食滞气，令人胀满，有气滞腹胀者不宜食用。

主要营养成分：芋头中蛋白质、碳水化合物、矿物质和 B 族维生素都很丰富，脂肪含量却很低，是名符其实的高营养素低热量食物。研究表明：芋头中含有多糖类，主要有半乳糖、鼠李糖、阿拉伯糖、甘露糖等。芋头中还有多种植物活性成分，如植物甾醇和多种甙类物质，是提高人体免疫力，防癌抗癌的有益活性成分。芋头中的粘液是芋头中特有的粘蛋白成分，人体吸收后可生成免疫球蛋白，提高机体的抵抗力。

食方：

对症：瘰疬

芋艿海蜇荸荠汤：芋艿大者切片，晒干研末，同海蜇皮、荸荠同煮汤食；

对症：宽肠胃，益脾气，消虚肿

芋头粥：芋头、粳米同煮粥食；

对症：腹中痃块

芋头酒：芋头浸酒两周，空腹饮；

对症：便血日久

芋头甜汤：芋头煮汤，白痢者调以白糖，红痢者调以红糖食用；

对症：调补中气，益脾胃

芋头瘦肉粥：芋头切片，粳米淘洗净。芋头、粳米与瘦肉一同入锅中煮成粥，用少许盐调味后食用。

甘薯：又名红薯、番薯、地瓜

甘薯："煎食补脾胃，益气力，御风寒"。引自《随息居饮食谱》

性味归经：性平，味甘，归脾、胃、大肠经

功效：和血补中，宽肠通便

对症：脾胃亏虚，肠燥便秘，小儿疳积

宜忌：甘薯忌与柿子在短时间内同食，严重时会形成不易消化的硬块引起不适。甘薯中膳食纤维丰富，多食易腹胀故不易多食。胃酸多、反酸水者也不易食用。

主要营养成分：甘薯中的淀粉和其他糖类含量比较高，可替代膳食中的部分主食。在甘薯中还有丰富的维生素、矿物质和柔嫩、细滑的膳食纤维。同时甘薯中的脂肪含量很低，对控制体重、减缓血糖反应有益。研究表明：甘薯中的β-胡萝卜素和维生素C有助于帮助人体抵抗氧化，降低罹患癌症的风险。甘薯中所含茉莉紫貳与其中的膳食纤维结合共同作用，有很好的通便、宽肠和防癌的功效。甘薯属碱性食物，对调节身体的酸、碱平衡也有帮助。

食方：

对症：通便、减肥

甘薯洗净，蒸熟，代替部分主食食用；

对症：肠燥便秘

红薯饼：红薯蒸熟，去皮压成泥后加糯米粉和成软面团，取鸡蛋大小的面团在平锅中烙至两面金黄且全熟，即可食用；

对症：益气力，御风寒

甘（红）薯米粉肉：甘薯洗净切块用盐上底味；五花肉切片用盐、酱油、胡椒粉拌匀再与米粉拌匀。大碗中用甘薯垫底，裹了米粉的五花肉放在上面，大火蒸1小时。出锅即可食用；

对症：小儿疳积，便秘

甘（红）薯粥：红薯洗净，切丁，粳米淘洗后与红薯一同入锅煮成粥，随时食用。

土豆：又名洋芋、马铃薯、山药蛋

土豆："味似芋而甘，似薯而淡，羹臛煨灼，无不宜之。"引自《植物名实图考》

性味归经：性平，味甘，归脾、胃、大肠经

功效：补脾益气，和胃健中，缓急止痛，通利大便

对症：脾胃虚弱，肠胃不和，脘腹作痛，大便不利

宜忌：发芽的土豆应忌食。发芽的土豆中有高含量至人中毒的龙葵碱，食用易发生中毒。出现呕吐、腹痛、腹泻、头痛、瞳孔放大，严重时可以精神错乱、昏迷甚至死亡。

主要营养成分：土豆中有大量可消化的碳水化合物和膳食纤维，日常膳食中可替代部分主食食用。土豆中的脂肪含量很低，但有一定量的蛋白质和丰富的维生素和矿物质。维生素C和B族维生素的含量都很突出，是营养比较全面且低热量的食物种类。有研究表明：经常食用土豆可有效降低患"中风"的风险。土豆中的钾含量高，是呈碱性食物。

食方：

对症：病后脾胃虚寒，气短乏力

牛腹肉 150 克，土豆 200 克，同入锅中以盐、酱油调味，熟烂后食用；

对症：胃及十二指肠溃疡疼痛和习惯性便秘

新鲜土豆（未发芽）榨汁，去渣，每天早晨空腹用蜂蜜调服 1 勺，连服二十天；

对症：脾胃虚弱，饮食减少

土豆、番茄分别切片，入开水锅中煮成汤，用少量榨菜、麻油调味。

白菜：又名黄芽菜、菘

白菜："甘渴无毒，利肠胃。"引自《本草纲目拾遗》

性味归经：性微寒，味甘，归大肠、胃经

功效：养胃利水，解热除烦

对症：发烧口渴，咳嗽，食积，便秘，酒毒，热疮

宜忌：肺热咳嗽，便秘者宜食。白菜性寒，胃寒腹痛、虚寒体质的人不适宜大量吃生冷的白菜。腐烂的白菜易使人中毒，不可食。

主要营养成分：白菜中粗纤维含量高，有助消化、润滑肠道和通便的作用。白菜所含能量低，但维生素 C 丰富是护肤、养颜，提高免疫力和抗癌的家常食物。

食方：

对症：病后调养，减肥，养颜

白菜炖豆腐：白菜 300 克，豆腐 1 块（约 500 克），调料适量。白菜、豆腐洗净，分别过开水焯烫，捞出。白菜用手撕大块，豆腐切片。锅中加水，水开下白菜、豆腐煮几分钟，用盐、白胡椒粉、鸡精、橄榄油调味，喝汤吃菜；

对症：解热、开胃

醋溜白菜：白菜 4~5 片，切瓦片块。锅热加油，油热下一个干辣椒（切段），煸香后下白菜炒匀，用米醋、盐、少量糖调味，完成；

对症：上汤海米白菜

上汤白菜：白菜 2 片，用手撕成大片，海米 1 小把，鸡汤 1 碗。鸡汤和水（1∶1）入砂锅，下海米一同烧开，下白菜再煮至白菜软烂，盐、白胡椒粉调味；

对症：清热、食积

凉拌三丝：白菜、胡萝卜、粉丝各等量。白菜、胡萝卜分别切丝，粉丝泡软，分别过开水焯烫，晾凉。三种原料混合用盐、醋、糖、生抽、鸡精调味，淋橄榄油、麻油拌匀。

番茄：又名西红柿，俗称洋柿子

番茄："健胃消食。治口渴，食欲不振"。引自《陆川草本》

性味归经：性微寒，味甘酸，归肝、胃、肺经

功效：生津止渴，凉血养肝，清热解毒

对症：热病伤津口渴，食欲不振，暑热内盛，高血压，维生素 C 缺乏，动脉粥样硬化，肝病等。

宜忌：番茄中的番茄红素是脂溶性成分，所以番茄与脂类同烹后熟食更利于人体的吸收和利用。

未成熟的番茄含番茄碱，生食对人体有害。所以食用未成熟的番茄要加工熟透，避免引起中毒。急性肠炎、菌痢及溃疡活动期的患者，均不宜食用。

主要营养成分：番茄中有丰富的 B 族维生素，特别是烟酸含量比较高。番茄中的维生素 C、矿物质和有机酸也很丰富。现代研究发现，番茄中的天然抗氧化成分番茄红素可以帮助人体有效抵抗自由基的伤害。还有保护血管内皮，降低患冠心病和罹患癌症的风险。

食方：

对症：牙龈出血

番茄代替水果，每日食用 2～3 次（每次约 100 克），2 周后见效；

对症：退暑热，止烦渴

番茄汁和西瓜汁混合饮服，效果更好；

对症：胃热、口干舌燥

番茄汁同甘蔗汁或同山楂汁混合饮服；

对症：心悸

番茄 2 个，绿豆 20 克，将绿豆煮烂，饭前空腹用煮好的绿豆汤送番茄，一次吃完，每日 2～3 次；

对症：消暑解热、清热解毒、补脾养胃、消食利尿

番茄 100 克，冬瓜 50 克，煮汤饮服。

萝卜："凡人饮食过度，生嚼咽之便消，亦主肺嗽吐血"。引自《四声本草》

性味归经： 性凉，味辛、甘，归肺、胃经

功效： 下气消积，清热解毒，止咳化痰，和中止渴

对症： 食积胀满，反胃吞酸，积滞痢疾，咽喉肿痛，肺热咳嗽，消渴等。

宜忌： 生食甘凉，熟食甘温。消食宜生食，化痰热宜捣汁饮，养生宜煮食，不宜与胡萝卜、黄瓜同食。脾虚寒滑者不宜生食。服用参类补物需禁食萝卜，以免影响功效。

主要营养成分： 萝卜是十字花科植物莱菔的根。以坚实无筋、皮光肉厚者为佳。白萝卜含芥子油、淀粉酶和粗纤维，有促进消化、增强食欲，加快胃肠蠕动和止咳化痰的作用。

食方：

对症： 痢疾腹痛、里急后重

萝卜粥：萝卜60克切片，粳米适量，煮粥食用；

对症： 消渴

无鲜萝卜时以干萝卜丝切碎入粥，也可以鲜萝卜捣汁和米同煮粥食用；

对症： 结核性、粘连性、机械性肠梗阻

一味萝卜汤：白萝卜500克切片，煮浓汤，一次饮完，每日一次；

对症： 高血压

白萝卜60克，冬瓜皮10克，莴苣皮15克，水煎服，每日2次。

冬瓜： 又名白瓜

冬瓜："小腹水胀，利小便，止渴"。引自《名医别录》

性味归经： 性凉，味甘、淡，归肺、大小肠经

功效： 利水，消痰，清热，解毒

对症： 水肿，胀满，脚气，淋病，痰诞、咳喘，暑热烦闷，消渴，泄痢等。

宜忌： 肠胃易泻者须慎用，服滋补药品期间忌食。

主要营养成分： 冬瓜为葫芦科植物冬瓜的果实。冬瓜的不同植物学部位对人体健康有不同的益处。研究表明，冬瓜肉中的丙醇二酸可有效控制体内的糖

转化为脂肪，对防治肥胖、高血压、动脉粥样硬化和美容养颜有益。冬瓜瓤中所含的葫芦巴碱能帮助新陈代谢，有助于减肥降脂。冬瓜籽含皂甙、油酸，可抑制体内黑色素沉积。另外冬瓜籽中的维生素 B_1 含量丰富，对美容、润肤有益。

食方：

对症：水肿

冬瓜皮60克，蚕豆60克，清水3碗，煎至水剩1碗时去渣饮用，每日3~4次；

对症：高血压、心脏病、肾炎水肿

冬瓜银耳羹：冬瓜肉250克切厚片，银耳30克用水泡发。炒锅中放少量油，油热下冬瓜炒匀后加水，水开下银耳同煮至冬瓜全熟，用少许盐调味，汤、菜同服；

对症：肺热咳嗽、水肿

冬瓜虾皮粥：冬瓜肉60克，粳米30克，虾皮少许。粳米加水煮成粥后将切成小丁的冬瓜和虾皮加入，一同煮至冬瓜熟烂，盐调味，食用；

对症：清热解暑、利尿消肿

冬瓜洗净后连皮带籽一同榨汁，一次服下。

韭菜： 又名壮阳草、起阳草

韭菜："温中，下气，补虚，益阳，调和脏腑，令人能食"。引自《本草拾遗》

性味归经： 性温，味辛，归肝、胃经

功效： 温阳补虚，宣痹止痛，行气活血

对症： 阴寒胸痹，噎膈反胃，脘腹冷痛，泄泻下痢，消渴，吐血，衄血、尿血等。

宜忌： 凡阴虚内热及疮疖、目疾者均应忌食。韭菜入药膳不宜与蜂蜜同用。

主要营养成分： 韭菜中维生素、矿物质都很丰富。此外韭菜中特有的苷类、硫化物、挥发油等植物活性成分有降血脂的作用，还有抑菌和抗癌的功效。韭菜中的纤维素含量高，可促进肠蠕动利于肠道健康。

食方：

对症：肾虚之阳痿、腰膝冷痛

韭菜 150 克，核桃仁 30 克，以麻油炒食，连吃 1 个月；

对症：反胃、呕吐

韭菜汁 60 克，牛乳 1 杯，生姜汁 15 克，混合后服用；

对症：吐血、呕吐、鼻出血、尿血

鲜韭菜 500 克榨取汁液，另以鲜生地 200 克，煎取汤液，两液混合后 1 日内分次服完；

对症：妇女行经期小腹痛或伴有手凉脚冷者

韭菜同粳米煮粥，调入细盐少许，吃后可缓痛回暖。

苦瓜：又名锦荔枝、癞瓜、凉瓜

苦瓜："除邪热，解劳乏，清心明目"。引自《本草纲目》

性味归经：性寒，味苦，归心、脾、肺、胃经

功效：清热消暑，清心明目，清热解毒

对症：热病烦渴，中暑发热，痢疾，赤眼疼痛，痈肿丹毒等。

宜忌：苦瓜入药膳不宜与葱同用。苦瓜入馔，多配伍动物性原料。脾胃虚寒者不宜食用。

主要营养成分：苦瓜中的维生素 B_1 丰富，常食对维护正常心功能和预防脚气病有帮助。苦瓜中有类似胰岛素的成分，对降血糖有一定功效。苦瓜中还含有能帮助人体提高免疫功能的成分，常食可提高人体的防癌、抗癌能力。

食方：

对症：水肿

苦瓜陈皮茶：鲜苦瓜 1 条，陈皮 10 克，绿茶 3 ~ 5 克。水煎服，每日 2 次；

对症：中暑发热

苦瓜茶饮：鲜苦瓜 1 条瓤，纳入茶叶，悬挂阴干，每日取 6 ~ 10 克煮汤或开水冲泡饮服；

对症：烦热口渴

苦瓜汤：鲜苦瓜 1 条，去瓤切片煮汤，调味，喝汤吃瓜；

对症：痢疾

苦瓜汁饮：鲜苦瓜捣烂，去渣取汁一杯，开水冲饮（也可调以白糖）；

对症：痢疾、目赤疼痛

苦瓜粥：苦瓜 100 克，粳米 50 克，冰糖适量，煮粥食。

丝瓜：又名倒阳菜、天吊瓜、天罗瓜、水瓜

丝瓜："能暖胃补阳，固气和胎"。引自《本草纲目》

性味归经：性凉，味甘，归肝、胃经

功效：清热，化痰，凉血，通乳

对症：暑期炎热，热病烦渴，痰喘咳嗽，肠风下血，痔漏崩带，血淋，产后乳汁不通等。

宜忌：丝瓜性寒滑，虚寒泄泻及肾阳虚衰者不宜食用。

主要营养成分：丝瓜为葫芦科丝瓜的果实。丝瓜中有皂甙类的成分，对人体有很好的营养和保健功效。另外丝瓜中有丰富的维生素 C 和 B 族维生素，有美白嫩肤、防止皮肤衰老的作用。丝瓜长老后瓜中瓜络的性味平、甘，可通络活络，清热化痰。

食方：

对症：小儿百日咳

鲜丝瓜汁 60 毫升（3 ~ 6 岁的用量），加适量蜂蜜调服，每日 2 次；

对症：预防麻疹

生丝瓜 100 克，煮汤服食，每日 2 次连服 3 日；

对症：痰热咳喘、痢疾、产后乳汁不通

丝瓜炒鸡蛋：丝瓜 100 克，鸡蛋 2 枚，炒食；

对症：小儿疝气

丝瓜散：丝瓜炒黄后研末冲食；

对症：咽喉炎

经霜丝瓜 1 条切碎，水煎服或嫩丝瓜捣汁，每次 1 汤匙，每日 3 次；

对症：腮腺炎、乳少

丝瓜仁 30 克，煮鲢鱼食。

旱芹：又名芹菜、药芹

旱芹："清胃涤热，祛风，利口齿咽喉头目"。引自《随息居饮食谱》

性味归经：性凉，味甘、苦，归肝、胃经

功效：平肝清热，祛风利湿

对症：高血压，眩晕头痛，热淋，风湿痹痛，皮肤湿毒等。

宜忌：入药膳不宜与胡萝卜、黄瓜同食。血压过低者慎食。

主要营养成分：旱芹中有多种维生素、矿物质和丰富的膳食纤维，常食用对通便、降脂、降糖都有益。旱芹中的铁和锌含量比较突出，可帮助开胃和改善因缺铁引起的贫血。有研究发现，旱芹中的挥发油、甘露醇等成分有降压、镇静、健胃、抗菌和利尿的功效，对妇女月经不调和赤白带下有辅助疗效。

食方：

对症：高血压（神经兴奋或紧张所致）

新鲜芹菜洗净，用沸水焯烫后捣成汁，每次取 60～100 毫升饮用，1 日 3 次；

对症：头痛头胀

鲜芹菜汁适量饮服；

对症：月经不调，赤白带下，尿血

水煎新鲜芹菜，汤、菜同食。

藕：又名莲藕、莲菜

藕："益心肾，补虚损，厚肠胃，固精气，强筋骨，利耳目并除寒湿，止脾泄久痢。生食过多动气"。引自《本草纲目》

性味归经：性寒，味甘，归心、脾、胃经

功效：补中养神，清热生津，凉血散瘀，健脾止泻

对症：热病烦渴，瘀血、吐血、少食便溏，大便泄泻。

宜忌：藕入药膳，生食长于清热生津，凉血散瘀；熟食长于健脾止泻。藕入馔，不宜用铁质器具加热。

主要营养成分：藕中的淀粉含量高，还有一定的蛋白质和多种维生素。矿物质也很丰富，铁、钾的含量比较突出，适宜缺铁性贫血患者补养食用。藕中有较多的膳食纤维，对改善体内血液循环，防止动脉硬化有益。

食方：

对症：胃纳不佳，食欲不振

新鲜的藕洗净，切薄片，过开水快速焯烫后捞起，过凉白开，用盐、糖、醋、橄榄油拌匀，佐餐食用；

对症：补中养神，益血生肌

单用藕煮或蒸食，可配蜂蜜或炼乳蘸食；

对症：吐血、便血、衄血、子宫出血

藕汁红糖饮：生藕取汁，调以红糖饮；

对症：烦渴不止

蜂蜜藕汁：鲜莲藕榨汁，取 100 毫升加蜂蜜 1 小勺调匀服用；

对症：小便热淋

三汁饮：生藕汁、地黄汁、葡萄汁各等分，调以蜂蜜温饮；

对症：上焦痰热，吐血不止

藕梨饮：生藕汁、梨汁各半合服；

对症：红白痢

藕蜜膏：藕汁、蜜糖，隔水炖成膏食。

菠菜：又名菠棱菜、波斯草、鹦鹉菜

菠菜："利五脏，除肠胃热。疏通血脉，开胸下气，调涩，止口渴润燥"。引自《本草纲目》

性味归经：性凉，味甘，归肠、胃经

功效：补血止血，利五脏，通血脉，止渴润肠，滋阴平肝，助消化

对症：头痛，目眩，风火赤眼，便秘，高血压，糖尿病等症。

宜忌：菠菜中的草酸含量高，草酸与钙结合形成草酸钙有碍机体对钙的吸收和利用。用开水焯烫后再加工食用，可以大大减少草酸的不利影响。大便溏稀者不宜食用。

主要营养成分：菠菜中的维生素丰富。特别是叶酸因从菠菜中得到而得名。因此菠菜中的叶酸含量高，同时还含有丰富的 B 族维生素和 β-胡萝卜素及多种矿物质。菠菜中的铁含量高，对补铁、补血有一定帮助。

食方：

对症：养肝清热

凉拌菠菜：新鲜菠菜洗净，用开水焯烫后立刻用凉水冷却，挤去水分，切段，用盐、橄榄油拌匀后撒花生碎，即成；

对症：贫血及产后血虚

菠菜猪肝汤：菠菜（1小把）过开水焯烫，切段，猪肝切薄片，用盐、白胡椒粉、料酒抓均。锅中放水，水开后下猪肝煮至变色，下姜丝、菠菜段，再开锅，以盐调味，汤菜同食；

对症：衄血、便血

菠菜汤：菠菜200克，焯水，煮汤，用盐调味，喝汤吃菜；

对症：大便燥结

菠菜粥：菠菜切碎，入粥煮烂食；

对症：高血压

菠菜拌海蜇：菠菜焯烫后与海蜇同以醋、糖、盐、麻油拌食；

对症：糖尿病

菠菜根汤：菠菜根（红色根部）煮汤食。

芥菜：又名鸡心菜、鸡脚菜、香芥菜、护生菜

芥菜："利肝和中，利五脏"。引自《本草纲目》

性味归经：性温，味辛，归肺、胃经

功效：通肺开胃，利气温中，解毒消肿

对症：咳嗽痰滞，胸隔满闷，吐血、痨血、更年期子宫出血，特别对血尿、乳糜尿效果比较好。

宜忌：久食易积温成热，辛散过盛，可使人头昏目晕，引发疮、痔。

主要营养成分：芥菜中的维生素种类和含量都很丰富，特别是维生素C、β-胡萝卜素含量都很高。芥菜中有大量的膳食纤维，可改善肠道环境、促进消化功能。对降低患高血压、高血脂和糖尿病的风险有益。研究发现，芥菜的籽中含有的异硫氰酸酯、芥酸和酚类等物质是具活性功能的植物活性成分。有抗癌、抗菌等多重功效，在传统医学中常被用于咳嗽、胸闷、疼痛及肿毒等病症的治疗。

食方：

对症：痢疾

芥菜汤：芥菜 100 克，加水煮成汤，盐调味食用；

芥菜豆腐汤：芥菜、豆腐同煮成汤，盐调味食用；

对症：乳糜尿、产后流血：

单取芥菜煮汤，不加油、盐，直接食；

对症：水肿

芥菜芦笋汤：芥菜、芦笋各等量，煮汤调味食；

对症：内伤吐血

芥菜蜜枣汤：芥菜、蜜枣各等量，煮汤食；

对症：肾结核尿血

芥菜蛋汤：芥菜 100 克，鸡蛋 1 个，盐调味煮汤食。

香菇： 又名香蕈、香菌

香菇："益气、不饥、治风破血、益胃助食"。引自《日用本草》

性味归经： 性平，味甘，归胃、肝经

功效： 益胃气，健脾胃

对症： 食欲不振，贫血、高血脂症，佝偻病，特别对肿瘤患者有益。

宜忌： 属发物类，麻疹及牛痘恢复期及皮肤宿疾者不宜食用。香菇中嘌呤比较高，痛风病患者慎食。

主要营养成分： 香菇中有优质的蛋白质，丰富的维生素、矿物质和一定量的纤维素。香菇中的多种植物活性成分是香菇对人体健康的重要贡献来源。现代研究证明，香菇中的麦角甾醇、菌甾醇可以转变为维生素 D，对预防佝偻病和皮肤炎症有益。甘露醇及多种香菇多糖是提高免疫力、预防血管硬化、抗肿瘤的成分。香菇还对糖尿病、肺结核、传染性肝炎有治疗效果，是膳食中常见易得的保健食品。

食方：

对症：少气乏力、乳汁不下、食欲不振

香菇炖猪蹄：香菇 120 克，金针菜 50 克，猪蹄 1 只，以文火炖煮至熟烂，盐调味，隔日一剂；

对症：腰膝酸软，纳少乏力

香菇炒腰花：香菇 60 克，水浸后烧酥，猪腰 150 克，切花片以旺火快炒，两者混合翻炒均匀，配姜丝、葱丝食用；

对症：降血脂

香菇大蒜汤：鲜香菇 150 克切片，大蒜 50 克切片，少量油煸香大蒜，加水，水开后入香菇煮汤，盐调味食；

对症：健脾养胃，增加食欲

香菇豆腐汤：鲜香菇 3 朵切片，豆腐一块（约 300 克）切厚片，一同入锅中煮汤，盐调味食；

对症：化痰理气，益胃和中

香菇薏米粥：干香菇 2 朵泡发，切碎，薏米 30 克，粳米 20 克，薏米、粳米同煮粥，起锅前入香菇碎，用少许盐调味，食用；

对症：开胃、降脂

香菇炒油菜：干香菇 2 朵，泡发、洗净、切丝，小油菜择、洗干净，油热下香菇丝煸香后下小油菜翻炒均匀，以盐调味即可。

金针菇：又名毛柄金钱菌

金针菇："利肝脏，益肠胃"。引自《中国药用真菌》

性味归经：性寒，味咸，归脾、胃、肾经

功效：补肝，益肠胃

对症：肝病，胃肠道炎症，溃疡，也是儿童益智的好食物。

宜忌：金针菇中含有秋水仙碱，生食可能致人中毒，必需要制熟后才可食用。金针菇性寒故脾胃虚寒者要少食，慢性腹泻者也需慎食。

主要营养成分：金针菇中的蛋白质不仅丰富而且质量很好，利于人体消化吸收。维生素和矿物质含量丰富，特别是微量元素锌的含量突出，对少年儿童的生长发育有益。所以金针菇也有"益智菇"的美誉。研究表明，金针菇中的植物活性成分朴菇素有抗癌功效。常食金针菇对抗疲劳、降血脂和增强体质都有益。

食方：

对症：消脂降压，软化血管

香芹金菇汤：香芹 50 克，金针菇 200 克，香芹切细丝，金针菇入开水焯烫，捞出与香芹丝同入开水锅中煮开，盐、麻油调味；

对症：清热润燥，瘦身，益智

金菇豆花汤：金针菇 100 克，豆花（水嫩豆腐）200 克，金针菇过开水焯烫，锅中烧开水，金针菇、豆花同入锅，开锅去除浮沫，盐、麻油调味；

对症：消脂、降压、益智

海带金菇汤：海带丝、金针菇各 50 克，锅中烧开水，水开下海带丝煮开后下金针菇，再开锅去浮沫，用盐调味；

对症：增强体质，开胃，益智

剁椒金针鱼片：草鱼取中段切片，用盐、淀粉抓匀上底味，入沸水汆熟。金针菇过开水焯烫后平铺盘中，汆熟的鱼片摆在金针菇上。取 2 勺剁椒浇在鱼片上，淋适量蒸鱼豉油。锅中烧热油，爆香花椒粒，去除花椒，热油淋在剁椒上即成；

对症：提高免疫力，瘦身，强体

凉拌金针菇：金针菇 200 克，开水焯烫后过凉水，黄瓜 1 条切丝。盐、生抽、糖、白醋、橄榄油调成料汁，调料汁与金针菇、黄瓜丝一同拌匀。

核桃：又名胡桃

核桃："补气养血，润燥化痰，益命门，利三焦，温肺润肠，治疗虚寒咳喘"。引自《本草纲目》

性味归经：性平，温，味甘，归肝、肺、肾经

功效：健脾、补血、润肺、润肤、养神

对症：神经衰弱、高血压、肺气肿，胃痛等症

宜忌：服用各种酶制剂时忌与核桃同食，核桃中的鞣酸易使酶失效而影响药效。核桃含油量高，不易多食。

主要营养成分：核桃中蛋白质、脂肪含量都很高，脂肪以不饱和的亚油酸和亚麻酸为主，特别是亚麻酸（ω－3 脂肪酸）是人体必需而食物来源有限的营养成分。亚麻酸是人体中 EPA 和 DHA 的合成成分，有利于提高智力和保持大脑的健康。亚麻酸还有降血压、血脂，预防血栓和抗癌等多重功效。核桃中有一定含量的膳食纤维，对胃肠道的健康有益。核桃中的维生素和矿物质也非常丰富，是人体补充营养、健脑益智的保健食品。

食方：

对症：百日咳及慢性支气管炎

每日取核桃仁 2 个，早、晚各一个，连服半个月；

对症：活血去瘀，润肠通便

核桃仁炒韭菜：核桃仁 50 克，烤香，用手掰成 1 公分大小。韭菜 150 克，切寸段，油热下韭菜炒断生，盐、生抽调味，起锅，撒上烤香的核桃仁；

对症：健脾、润肺

核桃仁粥：核桃仁 15 克，碾成粗末，粳米 100 克。粳米煮成粥，加入核桃仁再煮开，调冰糖食用；

对症：养神，补血

核桃面茶：核桃仁 20 克，烤香，糯米 100 克炒香与核桃仁同磨成粉，开水冲调，以红糖（或白糖）调味。

莲子：又名莲子肉、莲实

莲子："交心肾，厚肠胃，固精气，强筋骨，补虚损，利耳目，除寒湿，止脾泄久痢，赤白浊，女人带下崩中诸血病"。引自《本草纲目》

性味归经：性平，味甘，归心、脾、肾经

功效：补脾止泻，益心固精，养心安神

对症：脾虚久泻，虚痢不止，肾虚遗精，崩漏带下，小便淋浊，虚烦不宁，心悸失眠等。

宜忌：有脘腹胀满及大便涩滞者不宜食用

主要营养成分：莲子中不仅淀粉含量丰富，还有蛋白质、脂肪、维生素和多种矿物质，是膳食中受到广泛喜爱的营养食物。另外莲子还有多重药用价值。研究证明：莲子中的莲心碱有降血压的功效，莲子中还含有抑制鼻咽癌的成分。这些都是莲子中植物活性成分的作用，也是莲子特有的药用价值。

食方：

对症：心脾两虚之纳少、心悸、健忘、脾虚泄泻

莲子山药羹：莲子、龙眼肉各 30 克，山药粉 50 克。莲子、龙眼一同入锅煮至熟透，调入山药粉，搅动使其成羹，以白糖调味，服食；

对症：滋阴润燥

莲子银耳汤：莲子50克，银耳1～2朵洗净、去根，撕成小片。莲子、银耳同入砂锅以文火煲至粘稠、软烂，冰糖调味；

对症：清心安神

莲子百合粥：莲子数十粒，干百合适量，粳米（或糯米）50克。所有原料一同入锅，加水以小火煮成粥，用冰糖调食；

对症：滋润肌肤，养颜美容

莲子薏仁红枣汤：莲子50克，薏仁30克，红枣3～5枚，蜂蜜1勺。莲子、薏仁、红枣一同入砂锅小火煮至莲子、薏仁熟烂，以蜂蜜调味服食。

西瓜：又名寒瓜

西瓜："能引心包之热从小肠，膀胱下泄"。引自《本经逢原》

性味归经：性寒，味甘，归心、胃、膀胱经

功效：清热消暑、生津止渴、降血压、利小便

对症：暑热烦渴，热盛津伤，口舌生疮，小便短赤，目赤疼痛，喉痹等

宜忌：西瓜性寒，脾胃虚寒或大便滑泻宜少食或忌食。

主要营养成分：西瓜中有少量氨基酸，还有一定的果酸和多种维生素。矿物质和粗纤维也比较丰富。甜菜碱和胡萝卜素是西瓜中重要的植物活性成分，有降血压、抗氧化、抗癌的功效。西瓜中的蛋白酶对蛋白类的吸收利用有辅助功效。

食方：

对症：口舌生疮、风火牙痛

西瓜汁：西瓜榨汁，每日300毫升，分2～3次服用，连服数天；

对症：肺热咳嗽、干咳少痰

西瓜冰糖饮：西瓜一个，开一小口，放冰糖50克，封口后上火蒸2小时，吃瓜饮汁，每天一个，连用十数天；

对症：中暑

无呕吐情形：以西瓜刨汁，日服2次，每次一碗；

发热不退（无晕迷、吐泻）：淡豆豉9克，藿香6克同煮汤饮服，再配服西瓜汁；

对症：健脾消暑

新鲜西瓜皮100克，大枣10枚，同煮汤，代茶饮。

山楂： 又名红果、山里红、胭脂果

山楂： "能入脾胃消积滞，散宿血"。引自《本草经疏》

性味归经： 性微温，味酸、甘，归脾、胃、肾经

功效： 消食化积，活血散瘀，降血压，降血脂

对症： 肉食积滞，胃脘胀痛，泄泻腹痛，小儿疳积，血瘀闭经，产后恶露不尽，疝气疼痛等

宜忌： 山楂入药膳，不宜与人参同用。山楂多食耗气、易饥、有气虚羸弱、脾胃虚弱及空腹者不宜食用。山楂中的果酸含量高，胃酸过多、反酸，消化性溃疡等症慎食。山楂在食后要及时漱口避免损坏牙齿。山楂对子宫有收缩作用，孕妇忌食。

主要营养成分： 现代药理研究表明，山楂含黄酮类化合物，对防治心血管疾病、增加冠状动脉的血流量和强心降脂、抗菌都有一定作用。山楂中的果胶含量高，能很好的清肠、化积，是减脂、通便的良好食物来源。

食方：

对症：开胃化积

山楂汤：山楂 200 克，冰糖 80 克，清水 400 克，一同入锅中以文火煮至果熟烂，每次 1 勺，日服 2 次；

对症：降压、降脂

山楂粥：山楂 5～10 颗去籽、蒂，粳米 100 克。山楂与粳米同入锅中加水煮成粥，调冰糖或白糖食用；

山楂决明子汤：山楂 30 克，决明子 60 克，加水煎汤服；

对症：恶露不尽，腹中疼痛

山楂 60 克掰碎，加水煎汤，用红糖调味，空腹服用。

桑椹： "滋肝肾，充血液，祛风湿，健步履，熄虚火，清虚火"。引自《随息居饮食谱》

性味归经： 性寒，味甘，归肝、肾经

功效： 滋阴补血，补益肝肾，润肠通便

对症： 肝肾阴虚，头昏眼花，血虚乏力，健忘失眠，肠燥、便秘。

宜忌： 多食可能影响肠道的正常消化功能。脾胃虚寒、大便溏薄者不宜

服用。

主要营养成分：桑椹中含多种类胡萝卜素、维生素和矿物质。在桑椹中有能激发淋巴细胞转化的成分，对提高免疫功能有益。研究表明：桑椹中的花青素含量高，对抗氧化、抗癌和美容都非常有益。

食方：

对症：阴虚内热、口干多饮

新鲜桑椹洗净，每次 60 克，每天 2 ~ 3 次，连服数天；

对症：血虚之面黄、头昏

干桑椹、龙眼肉各 30 克，水煎服，每日 1 剂；

对症：血虚所致失眠、健忘

干桑椹 30 克，炒酸枣仁 15 克，水煎服；

对症：宣肺化痰止咳

桑椹 10 克，杏仁 5 克，沙参 5 克。去杂质，加水适量一并煎煮 30 分钟，去渣取汁，以冰糖调味饮服。

2.1.2　动物类食物

动物类食物是人类生存和发展过程中能量供给保障的重要来源。与植物类食物不同，动物类食物中的蛋白质、脂类相对丰富，还含有维生素、矿物质等多种人体必需的营养素。不同动物的营养成分存在差异，同种动物不同品种、部位的营养成分也不同。中医认为，食物对人体体质的作用需要因人而异。动物类食物因为其性味和作用对人体作用相对比较强，搭配和平衡的原则更显重要。适时、适量的摄取对保持机体的健康十分重要。这也是养生的重要原则。

牛肉："补虚，令人强筋骨，壮健"。引自《本草拾遗》

性味归经：性温，味甘，归脾、胃、肝经

功效：补益脾胃，补益精血、强筋壮骨

对症：体质虚弱，智力衰退者最为适宜

宜忌：黄牛肉性偏温，多食易助热生火，体质热盛者不宜多食。

主要营养成分：牛肉中的蛋白质含量高，B 族维生素和铁、磷等矿物质的含量也很丰富。特别适于体虚、气虚、贫血的患者补益食用。

食方：

对症：气血不足，体弱乏力，筋骨酸软

牛肉粥：鲜牛肉 100 克，大米 100~150 克。牛肉切细末与大米同煮成粥，以盐、白胡椒粉调味，食用；

对症：益气固表，调和营卫，止自汗

牛肉北耆浮小麦汤：鲜牛肉 250 克，北耆 30 克，浮小麦 30 克，淮山药 15 克，生姜 6~9 克，大枣 10 枚。所有原料洗干净，入砂锅加水煮开改文火炖至牛肉酥烂，以盐调味饮汤食肉。

羊肉："治腰膝赢弱，壮筋骨，厚肠胃"。引自《日用本草》

性味归经：性温，味甘，归脾、肾经

功效：补虚益气，温脾暖胃，安心止惊，开胃健身

对症：产后及妇女小腹冷痛，寒冷季节食之以暖身御寒，尤以体弱者为有益。

宜忌：羊肉性温热，暑热天不宜多食。凡内有宿热，痰火内盛、胃火牙痛、热结便秘者慎食。

主要营养成分：羊肉是传统的补阳佳品，所含蛋白质、维生素和矿物质都很丰富。羊肉中的脂肪高于牛肉，多食需要注意荤素搭配。

食方：

对症：肾虚阳痿、腰膝酸软，尿频或遗尿

羊肉 250 克，清水煮熟，以盐调味，切片用大蒜碎、酱油拌均匀，可常食；

对症：脾胃虚寒或产后腹中疼痛

羊肉 250 克（切块），当归 30 克，生姜 15 克，共煮至肉熟，少许盐调味，取汁饮服，连用 3~5 日

羊肝："补肝，治肝风虚热。治眼睛红、痛和热病后失明"。引自《本草纲目》

性味归经：性寒，味苦，归肝经

功效：补肝、明目

对症：血虚痿黄，浮肿，两眼干涩，虚弱劳损。

宜忌：据《本草纲目》载：［弘景说］与猪肉、梅子、小豆合食，伤人心。［思邈说］与生椒合食，伤人五脏，对小儿更甚。现代医学认为：羊肝中胆固醇含量高，多食易引起血脂升高，不利健康。

主要营养成分：羊肝中有丰富的动物全血和多种人体需要的营养素，是比较全面的营养补品。但肝脏中胆固醇含量高于动物肌肉，多食易形成健康隐患。

食方：

对症：补血、明目

羊肝粥：羊肝 100 克，粳米 100 克。粳米洗净煮成粥，羊肝切薄片，用盐、白胡椒粉、料酒抓匀，粥熟后加入羊肝，调味服食；

对症：羊肝菠菜汤

羊肝 100 克，洗净切薄片，用盐、白胡椒粉、料酒腌制；菠菜洗净用开水焯烫，切段。锅中烧水，水开，下羊肝，肝变色后下菠菜，以盐调味，淋麻油，服食。

猪肉："补肾液，充胃汁，滋肝阴，润肌肤，利二便"。引自《随息居饮食谱》

性味归经：性寒，味咸、甘，归脾、胃、肺、肾经

功效：滋阴润燥，益气

对症：虚弱羸瘦，虚劳咳嗽，消渴，肠燥便秘。

宜忌：猪肉虽滋补，但脂肪含量高。多食会增加患肥胖、高血脂、血压升高等非传染性慢性疾病的风险。还易出现痰湿、痰浊、食滞、腹泻等症，故不易多食。

主要营养成分：猪肉与其他畜肉中的蛋白质相近，但脂肪含量高于牛、羊肉。猪肉中的 B 族维生素和铁、磷等矿物质含量比较高，是广受人们喜爱的畜类肉食之一。对调养气血、滋阴、强体有一定功效。

食方：

对症：津枯血少之烦渴、便秘

猪肉 250 克切片，以急火煮成汤，撇去浮油，随意饮用；

对症： 体质虚弱，久病后头昏乏力

猪肉、红枣各适量，加黄酒炖熟，经常食用；

对症： 贫血或血虚所致头昏眼花、疲倦乏力、产妇缺乳

瘦猪肉 500 克，当归 60 克，文火煮熟，以盐调味，分 2 ~ 3 次服完，经常服用；

对症： 肺结核、颈部淋巴结肿大，高血压引起的头痛、眩晕

瘦猪肉 60 克，夏枯草 30 克，煮熟，盐调味食用。

猪肾： 俗称猪腰子

"主理肾气，通利膀胱"。引自《本草纲目》

性味归经： 性平，味咸、甘，归肾经

功效： 补肾气，止泄泻，益虚损

对症： 肾虚腰痛，身面水肿，久泻遗精，妇女带下，老年人耳聋，产后虚赢。

宜忌：《本草纲目》载："肾有虚热的人宜于食，肾气虚寒者不宜食。"猪肾中有些白色的组织（俗称臊腺），食用前应去除，不然影响口感。

主要营养成分： 猪肾中含铁、维生素 B_1、维生素 B_2 和丰富的蛋白质，对补益肾阴虚有一定功效。

食方：

对症： 利水消肿

猪肾（腰子）1 只，瘦猪肉 250 克，杜仲、茯苓、芡实各适量。猪腰洗净去臊腺，猪瘦肉切片，猪腰、猪肉一同焯水。砂锅中放水，下入杜仲、茯苓、芡实煮开撇去浮沫。下猪腰、猪肉小火煲 2 小时，以盐、白胡椒粉调味服食。

对症： 补肾气

蘸水腰片：猪肾 2 只，洗净去臊腺，切片，过开水焯烫 2 ~ 3 分钟至变色，捞起装盘。以蒜泥、生抽、白胡椒粉、香葱末调料汁。用猪肾蘸料汁食用。

对症： 补肾壮阳

猪腰汤：猪腰 2 只，洗净去臊腺切片（或切花刀），葱段、姜丝各适量。锅中烧开水，加入葱段、姜丝、料酒和腰片。开锅后撇去浮沫，以盐、白胡椒

粉调味，出锅，淋麻油。吃腰片，喝汤。

狗肉：又称犬、地羊

狗肉"安五脏，补绝伤，轻身益气。宜养肾、补胃气，壮阳，暖腰膝，益气力"。引自《本草纲目》

性味归经：性温，味咸、酸，归脾、胃、肾经

功效：温肾壮阳，补气强身

对症：肾阳虚所致腰膝冷痛，小便频多、浮肿。

宜忌：狗肉性温，凡热病后余热未清或阴虚内热、痰热内盛者忌食。狗肉中的嘌呤成分易引发痛风，故尿酸高或已有痛风的患者慎食。

主要营养成分：狗肉中蛋白质丰富，脂肪低于畜肉。狗肉中的维生素和矿物质丰富，营养作用与牛肉相近。

食方：

对症：肾虚遗尿，夜多小便

狗肉 250 克（切细丁），粳米 60 克。同煮成粥，以盐调味，连食数日；

对症：脾肾阳虚、阳痿、早泄、胃脘积冷、遗尿、尿频

狗肉 500 克（切块），加陈皮、花椒、红辣椒、生姜、盐，以文火炖熟，分次服；

对症：老年体弱，腰痛足冷

取狗肉适量，煮熟后以盐调味，连服数日，经常食用；

对症：肾虚耳聋、夜间多尿

狗肉、黑豆各适量，文火炖至酥烂，以盐调味，服食。

兔肉："可凉血，解热毒，利大肠"。引自《本草纲目》

性味归经：性凉，味甘，归脾、胃、大肠经

功效：补中益气，止渴健脾

对症：中气虚弱，气短乏力，面色萎黄，食少便溏，消渴羸弱，热痢下血。

宜忌：兔肉性凉，在寒冷时节不宜食用。

主要营养成分：兔肉以瘦肉为主，蛋白质含量高于牛、羊、猪肉，脂肪低

51

于其他畜、禽肉类，故兔肉有"荤中之素"的称誉。兔肉中的维生素和矿物质丰富，特别是钙含量高于一般肉类。兔肉的这些特点使兔肉成为近年来广受人们喜爱的肉类食物。

食方：

对症： 脾胃不和、高血压、消渴、羸弱

兔肉粥：兔肉、粳米、荸荠各100克，香菇2朵，姜2片。兔肉、香菇切细末，荸荠切小丁，粳米洗净与兔肉末、姜片一同煮粥，捡出姜片，加香菇末、荸荠丁再煮开，以盐调味，服食；

对症： 养颜美容，延缓衰老

红枣炖兔肉：兔肉250克，红枣10枚。兔肉洗净、切块与红枣同入锅炖煮至肉熟枣烂，以盐调味，服食。

鸡肉： "添髓补精，助阳气，暖小肠，止泄精，补水气"。引自《日华子本草》

性味归经： 性微温，味甘，归肝、脾、胃经

功效： 补中益气，养血

对症： 中气虚弱，血虚头昏，妇女崩漏带下。

宜忌： 实热壅滞、邪毒未清者不宜食。鸡脚、鸡翅易生痰助火，肝阳上亢者忌食。

主要营养成分： 鸡肉中蛋白质含量高而脂肪含量低，是高蛋白、低脂肪的优质补益食物。鸡肉为日常广泛食用的补品，有"食补之王"的称誉。

食方：

对症： 中气不足，内脏下垂

鸡肉500克，黄芪60克，隔水蒸熟，去黄芪后分次服食；

对症： 血虚头晕

母鸡肉250克，当归10克，川芎10克，隔水蒸熟食用；

对症： 阳痿、早泄、尿频

净小公鸡1只，虾仁15克，海马10克，生姜适量。所有原料一同入锅煮熟，调味，分次服用；

对症：潮热盗汗，月经不调

乌骨鸡 1 只，当归、熟地黄、白芍、知母、地骨皮各 10 克，放鸡腹内。煮熟后去药渣，分次食用；

对症：体虚或虚劳的补益调养

鸡肉虫草汤：鸡肉 250 克，冬虫夏草 9 克。两味共煮，肉熟后以盐调味，食用；

对症：肾阳虚所致的阳痿、耳聋、小便频数、夜尿多

酒水苁蓉炖鸡：净公鸡仔 1 只，肉苁蓉 30 克（或鲜苁蓉 50 克），黄酒适量。鸡切块与苁蓉、黄酒同炖，肉熟后以盐调味，食用。

鸭肉：又名白鸭肉

鸭肉："滋五脏之阴，清虚痨之热，补血行水，养胃生津"。引自《随息居饮食谱》

性味归经：性寒，味甘，归肺、肾经

功效：滋阴养胃，利水消肿，健脾补虚

对症：阴虚劳热骨蒸，咳嗽吐血，水肿

宜忌：虚寒体质、腹部冷痛痞胀、大便泻清稀者，慎食。

主要营养成分：鸭肉中蛋白质低于鸡肉，脂肪高于鸡肉。鸭肉中有 B 族维生素、维生素 E 及多种矿物质，是营养丰富的禽类肉食。鸭肉以老鸭为佳，雄者优于雌者，尤以绿头老雄鸭滋补力最佳。

食方：

对症：脾胃虚弱、感受暑热

净鸭 1 只，冬瓜 200 克，瘦猪肉 100 克，海参、芡实、薏苡仁各 30 克，荷叶 1 片，共煮至鸭肉熟透，调味，分数次食；

对症：阴虚水肿、虚赢乏力，慢性肾炎、浮肿

净雄鸭、猪蹄各 1 只，加佐料煮熟后以盐调味，分数次食用；

对症：补肺气、止咳嗽

取 3 年以上老鸭一只，去毛除内脏，填入大蒜（4～5 头蒜的蒜瓣），煮熟，淡味（不加盐）食用；

对症：水肿

净老鸭 1 只，冬瓜带皮（切块）、赤小豆各适量，清炖调味食用；

对症：小儿内热、口渴、便秘

鸭颈汤：鸭颈 1 条，佐以萝卜、白菜煮成汤，调味食。

鸡蛋：又名鸡卵、鸡子

鸡蛋："补血安胎，濡燥除烦，解毒息风，润下止逆"。引自《随息居饮食谱》

性味归经：性平，味甘，归胃、肾经

功效：补虚扶赢，润养咽喉

对症：血虚所致的乳少，眩晕，夜盲，体虚，营养不良，失眠，胎动不安。

宜忌：不宜生食，久煮。有外感、积滞及痰湿阻滞者不宜食。生鸡蛋清中有阻碍生物素被吸收的成分，故生鸡蛋不宜多食、常食。食用生鸡蛋还要特别注意卫生，避免出现因细菌感染引起的食品安全问题。蛋黄中胆固醇含量高，所以鸡蛋食用要适量。

主要营养成分：鸡蛋是营养比较丰富而且全面的食物，除维生素 C 外，鸡蛋中几乎含有人体需要的所有营养素。蛋白中的营养成分比较单一，除蛋白质外，80% 以上是水分。蛋黄中集中了鸡蛋的大部分营养成分。研究证明：蛋黄中除了蛋白质、维生素、矿物质外更有多种对健康有益的成分。如卵磷脂、甜菜碱、叶酸、叶黄素和一定量的 DHA 等，而且蛋黄中蛋白质的比例高于蛋白。

食方：

对症：乳少，眩晕，夜盲，体虚

鸡蛋冰糖汤：鸡蛋 1 个，冰糖适量，用滚开的沸水冲服，每日 2 次，连服 1 周；

对症：胎动下血

鸡蛋粥：鸡蛋 1 个，粳米 100 克。粳米煮成粥，鸡蛋打散加入粥中搅匀，服食；

对症：清咽利喉

麻油鸡蛋饮：鸡蛋 1 个，打入杯中，加麻油搅散，用沸水冲熟，缓缓饮

下，以清晨空腹食用为宜；

对症：脑血栓、高血压、动脉粥样硬化、糖尿病

醋蛋：鸡蛋（带壳）用米醋浸泡 48 小时，蛋壳软化。打散，早晨空腹温开水或蜂蜜调食一匙，常食。

鲫鱼：又名鲋鱼、鲫瓜子

鲫鱼："主虚羸。热煮食之；鲙主五痔"。引自《本草拾遗》

性味归经：性微温，味甘、平，归脾、胃、大肠经

功效：健脾利湿，和中开胃，利尿消肿，通络下乳

对症：脾胃虚弱，食少便溏，久泻虚痢，全身水肿，小便不利，产后乳少，妇女崩漏等。

宜忌：鲫鱼入药膳不宜与芥菜同食。阳热内盛或素有内热者，食用本品易生热而发疮疡。

主要营养成分：鲫鱼除蛋白质、脂肪、维生素和矿物质等营养成分可以供人体利用外，还有利水消肿、防治夜盲症的功效。对产妇产后催乳有辅助作用，也是补虚和中的营养食物。

食方：

对症：食少或消化不良

鲫鱼汤：鲫鱼一条，洗净，紫豆蔻 3 粒研碎置鱼腹内，加少许胡椒、陈皮、生姜，煮熟服食；

对症：健脾益气，滋阴活络理肺

鲫鱼红糖甜杏仁汤：鲫鱼 1 条，红糖适量，甜杏仁 1 小把。鲫鱼下锅加姜片、葱段同煮开锅后加甜杏仁，滚开后用红糖、盐调味，服食；

对症：产后乳少，产后、术后体弱

鲫鱼 2 条，洗净，莼菜 250 克。鱼入油锅煎黄，加黄酒煮出香味，下莼菜，用盐调味，喝汤、食鱼和莼菜。

鲤鱼：又名赤鲤鱼

鲤鱼："治咳逆上气、口渴、黄疸，通利小便"。引自《本草纲目》

性味归经：性平，味甘，归脾、肾、肺经

功效：利水消肿，下气止咳，通乳增乳，补益安胎

对症：水肿胀满，小便不利，黄疸，水泻下痢，咳喘气逆，胎动不安。

宜忌：食鲤鱼过多能动风热，已患风热症的患者不宜食用。

主要营养成分：鲤鱼的蛋白质与肉类相近，而脂肪含量低。维生素丰富，但几乎不含维生素 C 和胡萝卜素。钙、镁等矿物质含量都比肉类高，是很好的高蛋白低脂肪且高钙的食物。

食方：

对症：水肿，产后乳汁少

鲤鱼红豆汤：鲤鱼一条（约 500 克），赤豆 100 克（泡发）。鲤鱼洗净与赤豆一同入锅，加水，文火炖至鱼熟豆烂，食鱼、吃豆饮汤；

对症：眼睛干涩，视物不清

鲤鱼菊花汤：鲤鱼 1 条（约 500 克），鲜菊花 100 克，择洗干净。鲤鱼洗净入锅加水、葱、姜、料酒炖煮至九分熟，加入鲜菊花继续煮至全熟，食鱼和菊花，喝汤；

对症：遗精、盗汗，夜多小便

鲤鱼山药海带汤：鲤鱼取中段 200 克，切片，用盐、料酒、淀粉抓匀，淮山药（干）20 克，水泡 2 小时，海带丝 50 克，萝卜丝适量。海带丝、淮山药入锅加水煮熟，下萝卜丝煮开锅后下鱼片。再开锅，以盐、少量白胡椒粉调味。喝汤、吃鱼等，可常食。

泥鳅：又名鳅鱼

泥鳅："主湿痹气，补虚损，妇人产后淋漓，气血不调，羸瘦，止血，除腹中冷气肠鸣"。引自《本草拾遗》

性味归经：性平，味甘，归脾、肾经

功效：补益脾胃，祛风利湿，温补壮阳，解毒消炎

对症：脾虚久泻，久痢不止，痔疮，脱肛，消渴，水肿，淋病，湿热黄疸，阳痿，盗汗等。

宜忌：泥鳅补而能清，诸病皆益，但高血钾者慎食。

主要营养成分：泥鳅中的蛋白质高于很多鱼和肉类食物且脂肪含量低。泥鳅中有胡萝卜素、B 族维生素，钙、铁、磷的含量也比较高。研究表明，泥鳅

中有类似二十碳戊烯酸的不饱和脂肪酸，可改善血脂抑制血栓形成，还有抗炎和免疫调节的作用。所以泥鳅的食用价值很高，常食有益健康。

食方：

对症：糖尿病

泥鳅焙干呈焦黄，荷叶晒干，研末，两者等量用水调匀，每次 10 克，日服 3 次；

对症：腹腔积液

鸡蛋 1 只，打孔，泥鳅 1 条，洗净，把泥鳅灌入鸡蛋中，煮熟，服食；

对症：痔疮或脱肛

泥鳅米粉羹：泥鳅适量，同米粉煮羹食用。

河虾：又名青虾

河虾："通督壮阳，吐风痰，下乳汁，补胃气，拓痘疮，消鳖瘕，敷丹毒"。引自《随息居饮食谱》

性味归经：性温，味甘，归肝、肾经

功效：补肾壮阳，通乳

对症：阳痿，腰膝酸软，遗精早泄，尿频或失禁，产后乳汁不下，虚寒疮疡，久不收口等。

宜忌：虾性温热，阴虚内热及高血压、咯血、哮喘、急性咽炎、过敏性体质者不宜食用。虾属发物，有皮肤疮疥及过敏者不宜食。

主要营养成分：河虾的蛋白质质优细嫩易消化，适合老人、儿童及消化功能比较弱的人食用。河虾中的钙、镁含量都比较高，钙含量与牛奶相当甚至更高。镁对心脏活动有重要的调节作用，还有保护心血管，防止动脉硬化的功效。虾有一定的通乳作用，是哺乳期妇女很好的营养补充食物。虾中的虾青素（Astaxanthin，简称 ASTA）是一种类胡萝卜素，有抗氧化、抗衰老、抗肿瘤和预防心脑血管疾病的作用。

食方：

对症：补血

鲜虾仁炒菠菜：鲜虾仁、菠菜等量。菠菜过开水焯烫，切段；虾仁用盐、

白胡椒粉、料酒抓匀。虾仁过油滑散，下菠菜炒匀，盐调味；

对症：体弱，阳虚

清水煮虾：青虾 200 克，入开水中煮至变色，以姜、醋调料汁蘸食；

对症：产后乳少

河虾炖蹄汤：河虾 200 克，猪蹄一只。河虾与猪蹄同炖煮，去虾壳。虾肉与猪蹄同食，喝汤。

黄鱼：又名黄花鱼、石首鱼

黄鱼："甘温开胃，补气填精"；"补血活血，为患者、产后食养之珍"。引自《随息居饮食谱》

性味归经：性平，味甘、咸，归肝、肾经

功效：健脾开胃，调中填精

对症：食欲不振，腹泻，心悸失眠，健忘多梦，久病虚损，目暗不明等

宜忌：黄鱼属发物，多吃易生痰发疮助热，有哮喘、过敏、痰热内盛者慎用，有疮痒宿疾者不宜食用。

主要营养成分：黄鱼的蛋白质、维生素等营养成分与其他河鱼类相近，钙、磷、碘的含量尤其高。黄鱼的鱼鳔含高黏性的胶体蛋白及黏多糖成分，有止血作用。

食方：

对症：体虚、纳少

黄鱼莼菜汤：黄鱼一条（约 500 克），莼菜 50 克，煮至汤浓以盐调味，可常服；

对症：头昏，浮肿

茶煮黄鱼杏仁汤：黄鱼一条（约 500 克），茶叶 3 克，杏仁 1 小把，同煮成汤，以盐调味，食用；

对症：胃病

洗净的黄鱼一条，加葱、姜炖熟，服用；

对症：肺结核

黄鱼鳔、山药各适量，煎服。

淡菜：又名壳菜、贻贝、红蛤

淡菜："煮熟食之，能补五脏，益阳事，消宿食，除腹中令气"。引自《日华子本草》

性味归经：性温，味咸，归肝、肾经

功效：补肝肾，益精血，助肾阳，消瘿瘤，调经降压

对症：虚劳羸瘦，眩晕，盗汗，阳痿，阴冷，腰痛，吐血，崩漏带下，淋病，久痢，瘿瘤，疝瘕等。

宜忌：淡菜不宜久食，小儿不可多食。

主要营养成分：淡菜是甲壳类海物，蛋白质含量高，脂肪低。脂肪中以多不饱和脂肪酸为主，有维护心脑血管、降低胆固醇的作用。淡菜中的维生素也很丰富，碘含量高，对缺碘引起的甲状腺功能亢进有辅助治疗功效。

食方：

对症：补肾益精

淡菜炒韭菜：淡菜肉 30 克，韭菜 60 克。淡菜与韭菜同炒，盐调味，经常食用；

对症：高血压、动脉粥样硬化、冠心病

淡菜汤：淡菜 10 克，芹菜 30 克，煮汤服食；

对症：精衰血少，肾虚腰痛、盗汗

淡菜粥：淡菜、猪肉、粳米各适量，一同入锅煮成粥，调味食用。

海参：又名：刺参、海鼠

海参："补肾益精，壮阳疗痿"。引自《本草从新》

性味归经：性温，味甘、咸，归心、肾经

功效：补肾益精，养血润燥

对症：肾虚，遗精，阳痿，尿频，遗尿，虚弱劳损，肠燥便秘

宜忌：脾胃虚弱或痰多便溏者，少食或不食。

主要营养成分：海参是高蛋白、低脂肪且不含胆固醇的优质海产品。研究证明：海参中有海参素、多糖和多种有生物活性的成分。这些成分对提高人体免疫力，延缓衰老有益。海参还有帮助人体组织快速修复的强大功能，比如伤口愈合，辅助修复人体免疫系统，修复造血功能等。

食方：

对症：高血压，体虚羸弱

海参小米粥：水发海参 1 只，切成 6～7 小段，小米 50 克，青菜叶 2 片，切末。小米加水煮成粥，下海参段烧开锅后再下入青菜末，搅均；

对症：肺结核咯血

海参白及汤：海参 1 只，白及粉 9 克，同煮汤服食；

对症：胃及十二指肠溃疡

海参焙干研末，每次 1 克，饭前服用，日服 3 次；

对症：阳痿，女子阴冷，尿频

海参、淡菜各 30 克，羊肉 100 克。各种原料分别切片，共煮熟，以盐、白胡椒粉调味，服食。

2.2　养生食物的烹饪方法

食物对机体的补益功效和特点往往与食物烹调加工的方式直接相关。不同的加工方式可能使食材生成不同的性味，当然也会对身体产生不同的作用和影响。有调养和补益功效的食材多以保持其功能成分和食材本身的鲜味为主，烹饪的方法有炖、焖、煨、蒸、煮、熬、炒、卤、炸、烧等。

2.2.1　炖

中国的烹饪炖菜是将所有经前期处理完成的食物或食物与药材直接一同入锅，加入调料和适量的水，以小火炖至原料酥烂即成。炖制的过程使食物的营养成分和味道互相融合，形成一定的口感。最终成为色、香、味、形俱佳，或养身或治病或有保健功效并可食用的食物类别。

【示例】白术黄芪炖瘦猪肉

原料：瘦猪肉 400 克，白术、肉苁蓉、当归、酸枣仁各 8 克，黄芪 16 克，怀牛膝 12 克，料酒 1 勺，盐 4 克，胡椒粉 3 克，姜 2 片，葱 10 克

制作：

1. 白术润透、切片，加麦麸炒黄，肉苁蓉、黄芪、当归分别润透切片，

牛怀膝润透切成 4 厘米的长段，酸枣仁炒香；

2. 瘦猪肉洗干净，切成 3 厘米见方的块，姜拍松，葱切段；

3. 白术、黄芪、肉苁蓉、当归、怀牛膝、酸枣仁、猪瘦肉、姜、葱、料酒同入炖锅中，加适量清水；

4. 炖锅置火上烧沸，撇去浮沫，改用文火炖煮 1 小时左右，用盐、胡椒粉调味即成。

功效：补气血，壮元阳。适于气、血两虚，阳痿不举、早泄、遗精等症。

2.2.2　焖

焖法烹饪是在锅中加适量食用油，将原料炒至半熟后加调料，再添加适量汤汁，盖上锅盖，改用文火将食材焖熟的烹调方法。

【示例】砂仁焖牛肚

原料：牛肚 250 克，砂仁 3 克，红椒 1 只，姜、葱、盐各 10 克，酱油 1 小勺，湿淀粉 20 克，味精 8 克，白糖 3 克，花生油 2 茶勺，清汤适量

制作：

1. 牛肚洗净，切片，砂仁洗净，姜、红椒切片，葱切段；

2. 锅内放花生油，油热下姜片、牛肚、砂仁炒香，加入清汤、盐、味精、白糖、酱油、葱段，用文火焖至汁浓；

3. 放红椒片翻炒均匀后用湿淀粉勾芡，起锅。

功效：消食开胃，行气化湿，温脾止泻，温胃止呕。适用于脘腹胀痛、食欲不振、恶心呕吐等症。

2.2.3　煨

将食材置于余热的柴草灰内，也可用小火进行煨制熟透的烹制方法。

【示例】煨童子鸡

原料：童子鸡 1 只（去毛、内脏），鲜茴香适量，盐、胡椒粉、料酒各适量，大草纸一张，黄泥适量，酱油、花椒油、醋调成碗汁，葱花少量备用

制作：

1. 黄泥用水调成粘稠的泥状，备用；

2. 童子鸡洗净，用盐、胡椒粉、料酒在鸡的腹内和外皮均匀涂抹后用茴香包裹，再用大草纸裹紧；

3. 调好的黄泥均匀的涂于包有童子鸡的草纸外，形成泥壳；

4. 把涂有泥浆的鸡放入有余热的柴草灰里进行煨制，隔 4 小时添加新的余热柴草灰以保持温度。约经 12 小时鸡可被煨熟；

5. 取出煨好的鸡，剥去黄泥和草纸，取出鸡切块，浇上碗汁，撒葱花即可食用。

功效：补气血，益脾胃。适用于体弱、胃肠功能不佳者的补益食物。

2.2.4 蒸

蒸食是中国人传统的食物制作方法。通常是将食物与调料拌好，装入容器，上锅用蒸汽蒸熟的烹调方法。蒸食的菜肴有粉蒸、包蒸、封蒸、扣蒸、清蒸。主食也可用蒸的方式，常见有蒸馒头、蒸糕、蒸包子等。

【示例】双香蒸鸭

原料：老鸭 1 只，丁香 9 克，沉香 9 克，黄酒、葱、姜、酱油、白糖各适量

制作：

1. 丁香、沉香加少许盐用小火炒香；

2. 鸭子用黄酒、酱油、姜片、葱段腌制 1 小时入味；

3. 丁香、沉香与其他调料一同放入鸭腹，上锅蒸 2~3 小时即可食用。

功效：补虚理气、养胃散寒、行气止呕，是慢性胃炎患者理想的食疗佳品。

2.2.5 煮

食材与调料一同入锅中，加汤汁或清水用旺火烧开后转小火将食物煮熟的烹调方法。

【示例】五香陈皮煮蚕豆

原料：陈皮 15 克，泡蚕豆（干蚕豆经水泡发）450 克，八角 3 粒，山奈 4 粒，花椒 7 粒，桂皮 9 克，酱油 1 大勺，大葱一段（约 10 公分），姜、盐各 6 克。

制作：

1. 浸泡过夜的蚕豆淘洗干净；

2. 陈皮去白，洗净，切成2厘米见方的块；

3. 姜拍松，葱断切后拍松；

4. 所有原料一同入锅中，加清水1～2碗（没过原料），置武火上烧沸后转文火煮至蚕豆熟软入味即成。

功效：行气健脾，化痰美容。适用于面色无华、脾胃虚弱、多痰等症。

2.2.6 熬

食材先经炝锅或炒香后加水和调料，置旺火烧沸，转文火熬至汁稠的烹调方法。

【示例】补益汤

原料：猪肉500克，猪肚、墨鱼各50克，党参、炙黄芪、茯苓各10克，肉桂3克，盐5克，熟地、当归各15克，姜30克，猪杂骨、葱、花椒、料酒各适量

制作：

1. 党参、炙黄芪、茯苓、肉桂、熟地、当归都装入纱布袋，扎紧袋口；

2. 猪肉、墨鱼、猪肚洗净，姜、猪杂骨洗净，拍破；

3. 花椒入锅中炒香后加清水；

4. 下姜、料酒、药料袋和猪肉、墨鱼、猪肚、猪杂骨；

5. 用武火烧沸，转文火熬至八成熟；

6. 将鱼、肉捞出改刀，切条后回锅，用盐调味，继续小火熬至鱼、肉完全熟透即成。

功效：此汤可补气血。适用于气血两虚或久病体虚、面色萎黄、精神倦怠、腰膝乏力等症。

2.2.7 炒

炒是用旺火、热油炒制食物的烹调方法。一般先用油滑锅并依次放入各种食材，用锅铲翻拌，动作要敏捷，断生即成。

【示例】黄精炒肉丝

原料：黄精 20 克，猪瘦肉 250 克，黑豆适量，莴笋 50 克，湿淀粉 30 克，鸡蛋清 1 个，料酒 1 大勺，盐 5 克，姜 3 克，葱 10 克，酱油 1 大勺，植物油 2 大勺。

制作：

1. 黄精与黑豆煮熟，黄精切丝，备用；

2. 猪瘦肉洗净，切丝，用湿淀粉、酱油、鸡蛋清、盐抓匀；

3. 莴笋去皮切丝，姜切丝，葱切葱花，备用；

4. 炒锅置火上烧热，加植物油烧至六成热，下姜、葱爆香，随即下入肉丝炒散；

5. 加入黑豆炒匀后再下黄精丝、莴笋丝炒匀；

6. 烹入料酒，用盐调味快速翻炒即可出锅。

功效：补中益气，滋阴润肺，强健筋骨。适用于体虚乏力、心悸气短、肺燥、干咳、糖尿病等症。

2.2.8 卤

将经过初加工的食物放入卤汁中，用中火加热使卤汁逐渐渗透至食材中，待食材成熟入味即成的烹调方法，特点是味厚、郁香。

【示例】五香卤牛肉

原料：牛肉 500 克，五香粉 5 克，八角 3 粒，花椒 2 克，姜 3 片，干辣椒 2 个，酱油 2 大勺，料酒 1 大勺，冰糖 20 克。

制作：

1. 牛肉洗净，用开水焯烫后捞出备用；

2. 五香粉、八角、花椒、姜片、干辣椒一同放入料包；

3. 锅中加清水、酱油、料酒、冰糖和料包配成卤汁，用武火煮沸；

4. 把牛肉放入，改文火卤约 2 小时至肉熟烂即可；

5. 取出，切片，装盘，冷热均可食用。

功效：祛寒止痛，行气健脾，强身健体。适用于胃寒胀痛，小腹冷痛、疝痛、睾丸肿痛等症。

2.2.9　炸

炸的烹饪方法是先将食材准备好后再起油锅，油加热到一定温度时将原料入锅，利用油的高温将食物煎炸制熟的方式。起油锅是在锅中放入大量食用油（比原料多几倍）。油炸时的温度比较高，需要注意控制火候。炸法又可分为干炸、软炸、酥炸、纸包炸等

【示例】山药炸猪排

原料：猪排骨 200 克，鲜山药、土豆各 100 克，卤水 700 毫升，花生油 500 毫升。

制作：

1. 猪排骨洗净，剁成块；

2. 土豆去皮切成断面为 1 公分见方的长条，用清水冲洗去除淀粉，控水；

3. 山药洗净，切成与土豆相同的条状，用水浸泡 10 分钟，控水；

4. 猪排用卤水卤熟，锅内加入花生油烧至六成熟，放入卤好的排骨，炸至金黄色捞出，沥油。

5. 锅内剩油继续放入土豆条、山药条，炸至呈金黄色，捞出与排骨一同摆盘即成。

功效：健脾除湿，益精补气。适于脾虚泄泻、久痢、虚劳咳嗽、消渴、遗精、带下、小便频数等症。

2.2.10　烧

将食材洗净切成块或条，经煸、煎等处理后再进行调味、调色，加入汤（或清水）用旺火煮、小火焖，烧至卤汁稠浓的烹调方法。

【示例】百合烧茄子

原料：猪肉泥 25 克，茄子 500 克，百合、葱、姜各 16 克，盐 5 克，老抽 1 小勺，鸡汤 4～5 茶勺，白糖 5 克，香油半小勺，花生油 100 毫升（实耗 50 毫升）

制作：

1. 茄子切成大粗条，百合洗净，润透，葱洗净切段，姜切细末；

2. 锅内放花生油烧热，下茄条炸至金黄色捞出；

3. 锅内留少量油，下入姜末、葱、肉泥炒香；

4. 下茄子、百合、鸡汤、盐、糖、老抽，用文火烧至汁浓；

5. 淋香油，起锅，装盘。

功效：润肺止咳，清心安神。适用于阴虚久咳、痰中带血、虚烦惊悸等症。

第3章 常见养生食方及功效

人们摄取食物是为了从中得到营养。不同的食物对人体产生的作用不同，同种食物对不同人也会产生不同的作用。中医认为人只有在与自然、食物性味相互协调和平衡的条件下，才能从所摄取的食物中得到滋养而使体质得以强健。否则可能不仅得不到营养还可能适得其反。中医还认为人的健康可以从人的"精、气、神"有所表现。机体营养充沛，则精、气充足，神自健旺。但是，食物的性味各不相同，对人体脏腑、经络、不同部位的作用也不尽相同。要想有充足的"精、气、神"就需要有针对性地选择饮食，以此调整人的体质偏颇。这样才能通过饮食达到补充营养、强健体质的目的，这也是养生理论的由来。

3.1 五脏调养及食方

五脏是人体心、肺、脾、肝、肾的总称，也是人体最主要的组成部分。各脏器的生理功能不同，但相互依存和协调的作用是人体健康的保证。中医认为五脏统管化生和贮藏精气，《素问·五脏别论》中说："所谓五脏者，藏精气而不泻也，故满而不能实。"

在日常生活中对五脏的补益十分重要，适时、适症的调养可以使五脏得以滋养而保持健康。五脏健康，机体就有了健康的基础。五脏中任何一个脏器出现疾患，在脏腑间的相互影响下其他脏腑也会出现问题。中医认为五脏中不同器官有各自不同的主司职责，其功能分别为：

心：心主血脉，又主神志，开窍于舌，其华在面。补心养心应注重补益心气、安神定惊、促进睡眠。

肺：肺司呼吸、主一身之气，有宣发与肃降的作用，开窍于鼻，外合皮毛，通调水道。补肺首当润燥、宣肺，对咳嗽咳痰者可增加化痰、止咳的食物和药物共同作为食疗之品，集养疗于一体。

脾：脾主运化、统血，主肌肉及四肢，开窍于口，其华在唇。补脾可选择健脾开胃、助消化的食物。对消化不良、脘闷腹胀、食欲不振者可选山药、白术、茯苓、甘草、党参、生姜、薏苡仁、橘皮等制成有健脾功能的食物经常食用。

肝：肝主藏血，主疏泄，主筋，开窍于目，其华在爪。补肝以养血、明目为实效，民间常用动物肝、血为补益品。

肾：肾藏精，主水，纳气，为人的先天之本，主骨生髓通脑，开窍于耳及二阴，其华在发。补肾多以益精、抗衰、延年、益寿为旨。民间善用动物肾脏为补益品。

3.1.1 养心食方

百合鸡子汤

原料：百合 60 克，鸡蛋 3 个，蜂蜜适量

制作：

1. 百合用清水浸泡 3~5 小时，洗净，去水；

2. 鸡蛋打入碗中，去蛋白，留蛋黄；

3. 百合放入锅中，加适量清水，旺火煮沸后转小火煲 2 小时，加蛋黄搅匀，再加入蜂蜜即可。

食法：每日 2 次，早、晚作点心服食

功效：滋阴安神，清润心肺。

宜忌：对心神不安、精神恍惚、欲睡不入寐、寒热似有似无，伴口苦、尿赤、脉数等症宜用。癔病、精神分裂症、强迫症、神经衰弱及某些热病后期属心肺阴虚，虚火内扰见有上症者也适用。有阴虚体质、睡眠不佳者可用作保健食品经常食用。本膳食只能作为辅助治疗或配合镇静药同用。

川贝雪梨粥

原料：川贝 12 克，雪梨 1 只，粳米 50 克。

制作：

1. 川贝洗净去杂质，雪梨洗净去皮、核，切成 1 厘米见方的小块，粳米淘洗干净；

2. 粳米、川贝、梨放入锅内，加水，用武火烧沸后转小火再煮 40 分钟即成。

食法：每日一次，早餐食用

功效：清热止渴，祛痰化淤

宜忌：适用于痰淤型冠心病患者；脾胃虚寒及有湿痰者忌食。

天麻蒸鸽蛋

原料：天麻 10 克，鸽蛋 4 个，盐 3 克，香油 1 小勺，葱 5 克

制作：

1. 天麻烘干研成细粉，葱切末；

2. 鸽蛋磕入蒸盆中打散，加入天麻粉、葱末搅打均匀后加适量水调匀；

3. 蒸盆放入蒸锅中，用中火蒸 15 分钟即成。

食法：每日 1 次，适量食用

功效：补养肝肾，养心安神

宜忌：正常人四季皆可食用。心肝失调、心悸多梦及冠心病患者更宜食用。

人参当归炖猪心

原料：生晒参 60 克，猪心 1 个，当归 60 克，调味料适量

制作：

1. 猪心洗净，剖开，去除淤血；

2. 生晒参、当归洗净，切成小片嵌入猪心中；

3. 锅中加适量水，放入猪心先用旺火煮沸再改小火煮至猪心熟烂；

4. 去掉猪心中的中药，将猪心切片，再按照自己的口味加入调料即成。

食法：分多次喝汤食肉

功效：补益心血，养精安神

宜忌：对心气、心血不足之心悸、失眠多梦及产后血虚、脑卒中等症都适用；不宜与吴茱萸同食。

二参煲兔肉

原料：丹参、人参各 10 克，兔肉 100 克，料酒 1 勺，盐 3 克，葱适量，

姜2~3片，植物油2大勺，味精少量，上汤适量

制作：

1. 人参、丹参分别洗净润透，切片；兔肉洗净，切成3厘米见方的块，入沸水中汆烫后捞起；姜、葱洗净，姜拍松，葱切段；

2. 人参、丹参、兔肉放入碗中，加料酒、盐拌匀，腌制30分钟入底味；

3. 炒锅置火上，开中火，加入植物油烧至六成热，下姜、葱、兔肉爆香，加上汤、人参、丹参，用武火烧沸转文火煲45分钟，盐、味精调味即成。

食法： 每日一次，适量食用

功效： 滋阴养心，补益气血，疏肝行气

宜忌： 适于心肝失调和冠心病患者食用。

黄芪甘草饮

原料： 黄芪10克，甘草3克，白糖、清水各适量

制作：

1. 黄芪，甘草洗净、切片；

2. 锅中放水同时放入黄芪、甘草片用武火煮开后转文火继续煮15分钟；

3. 过滤药渣，取药液调入白糖。

食法： 代茶饮用

功效： 滋补心肝，理气明目

宜忌： 适于心肝失调及冠心病患者饮用。

3.1.2 养肺食方

凉拌白萝卜丝

原料： 白萝卜1个（约300克），盐6克，米醋1小勺，糖、味精各适量，白芝麻（熟）少量，香油1小勺

制作：

1. 白萝卜洗净，切成细丝；

2. 切好的白萝卜用1/2的盐拌匀，腌渍30分钟；

3. 醋、糖、味精、盐（1/2）调成碗汁；

4. 腌好的萝卜挤去水分，淋上碗汁后拌匀；

5. 撒白芝麻，浇香油即可。

食法：做凉菜适量食用

功效：清热润肺，解燥通气，祛痰消食，除胀利便

宜忌：胃肠功能不好或气虚者少食。

参味猪肺汤

原料：新鲜猪肺 1 具，沙参 20 克，五味子 10 克，藏青果 6 克，调味料适量

制作：

1. 猪肺反复冲洗，挤净血水，切块；

2. 洗净的猪肺放入砂锅，沙参、五味子、藏青果及调味料一同放入，加清水；

3. 旺火煮开后转小火炖 50 分钟即成。

食法：饮汤食肺

功效：补肺养阴，收敛止咳

宜忌：适于肺气两虚之慢性咳嗽、痰少不易咳出、喘促等症。对咽喉干燥、支气管炎、肺源性心脏病、肺部肿瘤等有辅助治疗效果。

猴头菇煨兔肉

原料：兔肉 250 克，猴头菇（干）50 克，植物油 2 大勺，葱段、姜丝、盐、料酒、酱油、五香粉各适量，香油少量

制作：

1. 兔肉洗净，切厚片；

2. 猴头菇（干）用温水泡软，挤去水分，去除根蒂后继续用清水泡透；

3. 泡好的猴头菇挤去水分，切片；

4. 锅置火上，锅热后放植物油，油热下葱段、姜丝煸香，放入兔肉炒至肉变色；

5. 烹入料酒后加水，水沸腾再转小火煨至肉熟；

6. 下入猴头菇片，继续煨 30 分钟；

7. 用盐、酱油、五香粉调味，最后淋上香油，出锅。

食法：猴头菇与兔肉同食

功效：滋阴、清肺、补中益气

宜忌：兔肉不宜与獭肉、蟹肉同食。

鸭梨鸡肉片

原料：鸡胸肉 200 克，鸭梨 1 个（约 150 克），青瓜（黄瓜）半条，鸡蛋清 1 个，食用油 2 大勺，料酒 1 大勺、盐 4 克，鸡汤 3 ~ 4 大勺，白醋少量，糖 5 克，水淀粉适量

制作：

1. 鸡胸肉去筋膜，切片，用鸡蛋清、少量盐（约 1 克）和料酒（半勺）拌匀；

2. 鸭梨去皮、核后切片，放清水里浸泡，备用；

3. 青瓜（黄瓜）洗净，切片；

4. 锅置火上，锅热后放油烧至五成热，下入鸡肉片快速滑散，取出；

5. 重新起锅，放入鸡汤、盐（3 克）、料酒（半勺）、醋和糖烧开；

6. 倒入鸡片、鸭梨片、青瓜片快速翻炒均匀；

7. 用水淀粉勾芡，出锅。

食法：佐餐

功效：清肺利痰、润燥平喘、益气补虚

宜忌：鸭梨对咳嗽痰稠或无痰、咽喉发痒、慢性支气管炎、肺结核尤为适用。梨属凉性，不宜与螃蟹、鹅肉同食。

香芋焖鸭

原料：净鸭 400 克，香芋 300 克，冬菇 4 朵，姜片、葱段各少许，食用油 2 大勺，盐、生抽、蚝油各适量

制作：

1. 鸭子洗净切块，冬菇浸发后切成片，香芋去皮，切块；

2. 锅置火上，锅热放 1 大勺油，油热放香芋块煸炒至金黄色捞出；

3. 接着在锅中下入鸭块翻炒至变色；

4. 另起锅放 1 大勺油，下姜片、葱段爆香，放入煸炒过的芋头、鸭块翻炒；

5. 烹入料酒，加盐、生抽、蚝油后加水，水开转小火焖至鸭肉熟烂；

6. 下冬菇片，开大火收汁，出锅。

食法：佐餐

功效：清肺补血、滋阴养胃，利尿消肿

宜忌：香芋有散积理气、解毒补脾、清热镇咳的功效。芋头过敏者忌食，糖尿病患者或食滞胃痛、肠胃湿热者也要忌食。

银耳柑橘汤

原料：银耳（干）20 克，柑橘 200 克，冰糖 50 克

制作：

1. 银耳浸泡，去根蒂、洗净后撕成小块；
2. 柑橘去皮，剥成橘瓣；
3. 锅中加水和银耳，一同煮开后转小火炖至银耳软烂粘稠；
4. 加入橘瓣、冰糖，再一同煮 30 分钟即可。

食法：两餐间的加餐或随时服用均可

功效：滋阴润肺，补气强身

宜忌：免疫力低下、消化性溃疡及多种癌症的辅助治疗都适用。柑橘与白萝卜不宜同食可能引起甲状腺肿大。

3.1.3 养脾食方

八宝粥

原料：薏苡仁 10 克，芡实、山药各 12 克，赤小豆、干莲子各 15 克，扁豆 10 克，大枣 10 枚，粳米 100 克，糖适量

制作：

1. 所有原料除糖外分别洗净，干莲子用水浸泡后去莲子心；
2. 锅中加水，一同下入洗净的原料，武火煮沸后转文火煮至粘稠；
3. 加适量白糖调味再煮片刻即成。

食法：每日早、晚各一次，代替部分主食

功效：健脾化瘀、补血益气

宜忌：适于脾虚血瘀或有黄褐斑的人群食用。

健脾汤

原料：猪肚 1 个，芡实 30 克，黄芪 25 克，白果 30 克，豆腐皮 30 克

制作：

1. 猪肚用粗盐洗净；

2. 白果去壳，去心，备用；

3. 猪肚、芡实、黄芪、白果同放入砂锅中加水，中火煮开后转小火煮 30 分钟；

4. 放入豆腐皮，小火熬至汤为奶白色浓汤即可。

食法： 饮汤食猪肚，每日 3 次。

功效： 补气健脾，固涩止泻。

宜忌： 脾胃虚弱之久泻不愈、脘腹胀痛及体质虚弱引起的自汗、白带清稀过多、小便清长频数等都适用。有食欲不振者可以加入陈皮、砂仁等开胃药材，对改善症状有益。

鲫鱼莼菜羹

原料： 鲫鱼一条（约 250 克），莼菜、橘皮粉、精盐、花椒粉、姜汁各适量，粗盐 100 克，植物油 1 大勺。

制作：

1. 莼菜洗净切碎，备用；

2. 鲫鱼去鳞、内脏，用棉纸包 4 层；

3. 锅中放粗盐，炒至盐发红，取出 2/3 量将鱼放入，再把取出的热粗盐放回，盖住鱼，盖上锅盖焖 20 分钟；

4. 从锅中取出鱼，去掉外层包的纸，把鱼肉剔出；

5. 锅置火上，锅热后放油，油热下莼菜略炒，随即加水、橘皮粉、花椒粉、姜汁、精盐烧开；

6. 放入鱼肉，再烧开即可。

食法： 饮汤食肉，一次服完

功效： 健脾益气，开胃理气

宜忌： 适宜脾胃气弱，年幼胃口不好，多食则脘腹胀满、嗳气等症的调理、补益。脾胃虚寒、胃脘部冷痛者慎用。

莲子猪肚

原料： 猪肚 1 个（约 300 克），莲子 50 粒，葱 2 根，生姜 10 克，蒜 10

克，醋、盐适量，芝麻油1小勺

制作：

1. 猪肚用盐或醋洗净，焯水后捞出，用刀刮去肚头老茧，再用清水漂洗干净；

2. 莲子泡发后去心，装入洗净的猪肚中，用线扎紧；

3. 砂锅内放猪肚，加水适量，置小火炖至酥烂；

4. 凉后捞出，切丝；

5. 葱、姜、蒜都切细丝与猪肚拌匀，再用盐、醋、芝麻油调味即可。

食法：根据不同年龄、体质，分数顿佐餐服食

功效：健脾消积，和胃助运

宜忌：对小儿消化不良，成人脾胃功能低下，大便溏薄都有很好的调养功效。高脂血症、动脉硬化、冠心病等患者不宜多食。

蚕豆炖牛肉

原料：牛肉500克，鲜蚕豆250克，姜、葱、盐各适量

制作：

1. 牛肉洗净，切成2.5厘米见方的肉条；

2. 鲜蚕豆去皮，姜拍松、葱切大段；

3. 砂锅中放水，下牛肉条、姜、葱一起烧开；

4. 开锅后转小火炖至肉八成熟，下蚕豆继续煮至豆熟肉烂；

5. 盐调味，肉与蚕豆同食。

食法：佐餐

功效：健脾利湿

宜忌：适于身体虚弱、反胃、不思饮食、虚弱水肿等症。有蚕豆过敏者忌食。

薏米消肿茶

原料：薏米60克，炙甘草1克（此为两次的用量，每次取1/2量冲饮）

制作：

1. 锅中不放油，将薏米炒黄；

2. 炒黄的薏米与炙甘草一同用料理机打成粉末；

3. 取一半的原料放入茶包中，用沸水冲泡后饮用。

食法：代茶饮

功效：健脾祛湿

宜忌：对小便过黄者有调理作用。孕妇忌食薏米，脾胃虚寒的人也要少食。

3.1.4　养肝食方

香附豆腐汤（温）

原料：炙香附子 10 克，豆腐 200 克，姜、葱、盐、植物油各适量

制作：

1. 炙香附子洗净，去杂质，豆腐洗净，切块，姜切片，葱切段；

2. 炒锅置火上加热，锅热，加植物油烧至六成热，下姜、葱爆香；

3. 继续在锅中加水，下入香附子烧开后下豆腐煮 5 分钟；

4. 盐调味，起锅。

食法：每日 1 次，每次吃豆腐 100 克，喝汤 1 小碗

功效：疏肝健脾

宜忌：适于肝郁气滞引起的多种肝病。气虚、阴虚者不宜多食。

三豆白鸭汤

原料：白鸭 1 只，绿豆、赤小豆、蚕豆各 50 克，姜、葱、料酒、盐各适量

制作：

1. 白鸭洗净，去内脏；

2. 各种豆子去杂质，用水泡发 2 小时；

3. 除盐外的所有原料全部放入砂锅中，加水；

4. 武火烧开后转文火煲 1 小时；

5. 盐调味即成。

食法：每日 1 次，佐餐食用

功效：清肝利水

宜忌：可清养肝脏，更适宜肝硬化腹水患者。有蚕豆过敏者忌食。

红糖谷糠蒸黄鸡

原料：三黄鸡1只，谷糠、红糖各150克，姜、葱、盐各适量

制作：

1. 鸡去内脏，洗净；

2. 洗净的鸡过沸水焯烫后捞出，碗底铺姜、葱，鸡放在上面；

3. 谷糠、红糖混合后放入鸡腹内，用盐在鸡身上抹匀；

4. 鸡上锅蒸1小时即成。

食法：每次吃肉50克，适量喝汤

功效：补气血，健肝脾，祛腹水

宜忌：肝硬化腹水的病人可作为食补经常食用，也是普通人补肝的菜肴。

羊肝粥

原料：大米50克，羊肝50克，盐少量

制作：

1. 羊肝洗净，切碎，备用；

2. 大米淘洗干净后加10倍的水煮成白粥；

3. 粥将成时下入羊肝，煮至开锅后再煮1分钟；

4. 用盐调味即可食用。

食法：每日早、晚空腹趁热服食

功效：补肝、养血、明目

宜忌：适于气血虚弱致眼目昏花、视物不清，贫血、肺结核等症之辅助食疗。高脂血症、动脉硬化、冠心病等患者不宜多食。

茴香蒜蒸黑鱼

原料：黑鱼1条（约300克），茴香15克，蒜30克，料酒、姜、葱、盐、酱油、糖各适量

制作：

1. 黑鱼洗净，去腮和内脏，茴香择洗干净，姜切片、葱切段、蒜拍松，备用；

2. 盐、料酒、酱油、白糖混合后均匀地抹在鱼身上（腹内也要抹）；

3. 茴香在蒸碗中铺底，鱼放在茴香上；

4. 在鱼腹中放少量姜、葱、蒜，剩下的撒在鱼身上，入锅蒸制 20 分钟即成。

食法：每日 2 次，每次吃鱼 50 克

功效：温化利水

宜忌：适于肝病水肿者食用。

双红保肝茶

原料：干山楂 3 克，红枣 3 个

制作：

1. 干山楂和红枣都放入杯中；

2. 用开水冲泡后焖 20 分钟即可；

3. 喝去 1/2 时可补水，反复冲泡。

食法：代茶饮

功效：保肝、增强胃功能

宜忌：可改善面色、唇色暗淡的现象。有痰多咳嗽或有口腔溃疡时不宜饮用。

3.1.5 养肾食方

蜂蜜桑椹煮百合（凉）

原料：桑椹、百合（鲜）各 250 克，蜂蜜 250 毫升

制作：

1. 桑椹、百合分别洗净，放入锅中；

2. 加 10 倍的水，中火煮开后转小火再煮 30 分钟；

3. 蜂蜜调味，放凉即可食用；

食法：每日 2 次，每次 50 克

功效：润肺益肾

宜忌：适于肺肾阴亏，便秘、遗精等症。风寒痰咳时忌服。

肉苁蓉炖羊腰子

原料：白羊腰子 4 个，肉苁蓉 50 克，陈皮 5 克，胡椒粒 10 克，羊脂 200 克，盐、葱、酱油各适量，发酵好的面团约 500 克。

制作：

1. 肉苁蓉、陈皮、胡椒粒装入纱布袋扎成料包；

2. 白羊腰子、羊脂洗净，放入锅中，料包一同放入，加适量清水；

3. 锅置火上，用武火烧沸转文火炖熬至羊腰子熟透；

4. 放入葱、盐调味；

5. 发酵好的面做成小饼，放在羊腰子上，盖锅盖焖至面饼熟透。

食法：羊腰子和面饼一起食用

功效：壮阳、暖脾胃

宜忌：适用于肾虚阳道衰败（阳痿），腰膝无力，脾虚食少，胃寒腹痛等症。

沙苑烧牛肉（温）

原料：牛肉 500 克，沙苑子 30 克，水发玉兰片 25 克，料酒、盐、花椒粉、葱、姜、淀粉、植物油、鸡汤各适量，香菜、香油少许

制作：

1. 牛肉洗净，切块，沙苑子淘洗干净，玉兰片洗净，切片；

2. 锅内放植物油，油热下牛肉，煸至金黄色，捞出；

3. 重新起锅，放少许油，油热下葱、姜、花椒煸香；

4. 下入煸炒过的牛肉炒匀，烹料酒，加鸡汤和沙苑子，转小火慢炖至牛肉软烂；

5. 用盐调味后淋香油，撒香菜，起锅。

食法：每日 1 次，每次吃牛肉 100 克

功效：补五脏，调血脉，治虚劳，壮阳益精

宜忌：可用于正常体质者日常补肾食用。

枸杞韭菜炒大虾

原料：鲜虾 240 克，枸杞子 15 克，韭菜 150 克，植物油、盐、白胡椒粉各适量

制作：

1. 鲜虾去壳、去沙线后洗净，用盐、白胡椒粉抓匀，备用；

2. 枸杞子洗净，用清水泡软，韭菜洗净，切段；

3. 锅置火上，锅热下油，油热下鲜虾翻炒几下，接着下枸杞子炒至虾变色，捞出；

4. 锅中继续下韭菜炒至断生，倒入鲜虾和枸杞子翻炒均匀；

5. 出锅，装盘。

食法： 可佐餐、佐酒，配酒食用对阳痿症有效

功效： 补肾壮阳，益精固肾

宜忌： 适于肾阳虚肾精不固。正常人也可四季服用。

狗肉生姜粥

原料： 狗肉350克，粳米30克，生姜10克，盐少量

制作：

1. 狗肉洗净，用清水漂去血水，切成小丁；

2. 狗肉、生姜、粳米一同下锅，加水同煮成粥；

3. 盐调味即可食用。

食法： 早、晚餐温热服用，以秋、冬季服食为宜

功效： 补中益气，温肾助阳

宜忌： 适于脾肾阳虚，腰膝软弱，畏寒肢冷、小便不利；年老体寒者也宜食用。狗肉性热，有内热、多痰者慎用，外感发热、阴虚火旺者不宜服用。

补肾益生饮

原料： 葡萄干5克，黑桑椹干5克，大枣1个。

制作：

1. 葡萄干、黑桑椹干、大枣都用水洗净；

2. 大枣去核后与葡萄干、黑桑椹干混合放入杯中；

3. 开水冲泡，焖10分钟后即可饮用。

食法： 代茶饮

功效： 补肾、养血、抗衰老

宜忌： 四季皆可饮用，此饮还有一定安胎功效。

3.2 四季补益调养

一年中的春、夏、秋、冬四季有不同的气候特点。气候变化对人的生理和

病状有不同的影响，甚至有些疾病的发生和变化都直接与季节变化相关。我们的祖先很早就发现了人与自然这种相互关联、相互作用的关系，提出了"天地与人相应"的观点。生活中我们应该顺应季节变化的自然规律，选择适时的食物补充身体所需，这也是养生不可忽视的重要内容。

春季气温温和，万物生发，但风邪当令。中医认为，春属肝，与木对应。补益宜升补，饮食中可多食养肝、护肝的食物和药膳。春于五味主酸，色青。春季推荐食物：糯米、黑米、红枣、桂圆、扁豆、鲫鱼、黄鳝、鲈鱼等。

夏有炎热、酷暑，暑邪当令。长夏还有湿热，易湿邪横行。中医认为，夏属心、脾与火、土对应。夏季应主长养，可多食清心、平和的食物对身体有益。夏于五味主苦、甘，色赤、黄。推荐食物：小米、鸡胸肉、苦瓜、黄瓜、绿豆、番茄及多种应季果蔬。

秋有秋燥，天气转凉，燥邪当令，以阳气渐收为宜。中医认为，秋属肺，与金对应。饮食中可注重生津润燥、滋阴养肺对健康有益。秋于五味主辛，色白。推荐食物：茭白、茄子、菜花、苹果、梨等。

冬季严寒，易阴寒偏盛，寒邪当令，主收藏。中医认为，冬属肾，与水对应。冬季是进补的好时节，特别适宜温补。冬季进补对慢性病症可收到很好的效果。饮食中可选用滋补助阳、补肾益精的食物。冬于五味主咸，色黑。推荐食物：黑米、黑豆、黑木耳等。五行与四季五补的关系可用下图表示：

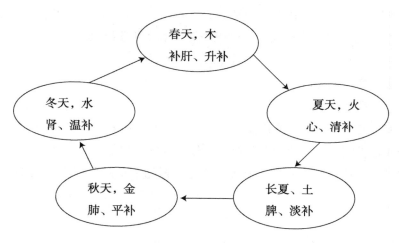

五行与四季五补的关系图

3.2.1 春季养生食方

春季，人体的阳气随大自然的万物复苏也开始生发，营养消耗比冬季相对增加。春季是疾病多发期，适时适量的补充营养以增强体质对保持健康十分必要。春季养生以养肝为先，同时要注意调节机体的阴阳平衡，以利预防疾病。饮食宜清淡，不要大量食用油腻煎炸之品。否则积热在里，肺胃火盛，上熏于口，易致口腔溃疡等疾病。

早春时节，人们在饮食上可多吃鸡肉、动物肝脏、鱼类、瘦肉、蛋黄、牛奶、豆浆等。葱、姜、蒜类温性食物也可适量食用，有助机体驱阴散寒。春季中期，可食用大枣、蜂蜜、山药等滋补脾胃的食物。春季晚期，应以清淡饮食为主，还可饮用绿豆汤、赤豆汤、酸梅汤和绿茶，防止体内积热。

杏仁拌菠菜

原料： 杏仁 30 ~ 40 克，新鲜菠菜 1 把（约 300 克），芝麻油 1 小勺，盐、醋、糖、鸡精各适量

制作：

1. 杏仁用开水焯烫，去皮，备用；

2. 菠菜择、洗干净，用开火焯烫后捞出，沥干水分；

3. 菠菜切成 4 公分的长段，码盘；

4. 盐、醋、糖、鸡精同在一个碗中混匀后浇在菠菜上；

5. 淋上芝麻油再撒上杏仁，完成。

食法： 冷、热均可食用

功效： 补血、通血脉

方解： 菠菜性甘凉，有滋阴平肝、补血、利五脏和清理肠胃的功效，对肝气不舒并发胃病、头痛目眩和贫血等有较佳的辅助疗效。

宜忌： 菠菜含草酸较多，用沸水焯烫后再加工食用可以去除大部分草酸，口感也更好。

莴笋（苣）炒鸡蛋

原料： 鸡蛋 2 个，莴笋 1 根（约 400 克），葱花少量，盐适量，植物油适量

制作：

1. 鸡蛋在碗中打散，备用；

2. 莴笋去皮，切片，葱切葱花；

3. 锅置火上，锅热下油，油热倒入鸡蛋，蛋液凝固后取出；

4. 锅中继续下葱花，出香味后下入莴笋翻炒；

5. 鸡蛋重新倒回锅中与莴笋炒匀，用盐调味；

6. 出锅，装盘。

食法： 佐餐

功效： 补肝益肠胃

方解： 鸡蛋是营养较为全面的食物，对人体有多重保健和补益的功效。莴苣中的铁含量高，对预防缺铁性贫血有益。莴苣中的烟酸、锌都很丰富，经常食用有多重健康益处。

宜忌： 正常人四季可食但有眼疾者忌食。

川芎天麻蒸鲈鱼

原料： 鲜鲈鱼 1 条（约 500 克），天麻 15 克，川芎 5 克，蒸鱼豉油 1 大勺，姜、葱、米酒、香油、水淀粉各适量

制作：

1. 天麻洗净后用第二次的洗米水泡软（增加天麻香味）；

2. 鱼洗净，去鳞、去腮，用盐、米酒腌渍，葱切丝、姜切片，备用；

3. 把切丝的葱、姜铺在盘底，鱼放在上面，再放上天麻、川芎；

4. 码好的鱼入蒸锅蒸制，上气后继续用大火蒸约 10 分钟；

5. 取出，把鱼移到另一个盘中，剩下的鱼汤倒入锅中，加蒸鱼豉油再用少量淀粉勾薄芡，淋入香油，芡汁淋在蒸好的鱼上即可。

食法： 佐餐

功效： 疏肝、行血，是春季健脾养胃的佳品

方解： 天麻具驱风、补脑、降血压的功效，对肝脏有疏通作用，川芎可行血行气增强天麻功效，两位药合用有益药效发挥。鱼肉在五行中属土，固可健脾养胃，此菜适宜春天养生。

宜忌： 正常人都可食用。

五味子鲜贝

原料：五味子、枸杞各 15 克，鲜贝 600 克，葱、姜、米酒、盐、糖各适量

制作：

1. 鲜贝洗净，取肉，用葱、姜、米酒腌制；

2. 五味子和枸杞子用清水洗净，装入料包扎口后放入锅中，加一大碗水，小火慢煮约 20 分钟；

3. 将料包捞出（五味子有微微苦涩味），用糖、盐调味，少许淀粉勾薄芡，即成五味子酱汁；

3. 鲜贝表面粘淀粉，用中火油炸，成金黄色后捞起；

4. 五味子酱汁淋在炸好的鲜贝上，或是直接蘸食皆可。

食法：午、晚餐佐餐食用

功效：养肝、强心，滋补肝肾

方解：五味子有甘、咸、酸、苦、辛味，一般中药店销售的都是以蜂蜜蒸熟的蜜制五味子，颜色乌黑，可调养五脏、强心镇定。鲜贝有滋补肝肾的功效，五味子与鲜贝一同烹食补肾、强身的功效更强。很适合春季养肝食用。

宜忌：正常人都可食用。鲜贝的性味寒凉，有脾胃虚寒者少食。

蘑菇炒山药

原料：干蘑菇 15 克，鲜山药 300 克，芹菜 100 克，淀粉、盐各适量，酱油少量

制作：

1. 蘑菇洗净，去蒂，用热水泡 10 分钟至变软，捞出，泡蘑菇的水留下备用；

2. 山药去皮切片，芹菜也切成相应大小；

3. 锅置火上，锅热放油，油热依次下蘑菇、山药翻炒，接着加入泡蘑菇的水，待汤汁略收干后，加入芹菜炒匀；

4. 盐调味后用淀粉勾芡，再加入酱油调色即可。

食法：佐餐

功效：健脾益气，补肾益精

方解：山药味甘，性平无毒，有健脾益气、滋肺养胃、补肾固精、滋养强

壮等功效。蘑菇中的蛋白质和微量元素很丰富。山药、蘑菇相互搭配食用对身体虚弱，食欲不振，消化不良，久痢泄泻，虚劳咳嗽，小便频数等症有一定食疗功效。

宜忌：山药在春季食用可防止春天肝气旺而伤脾。还可助人体元阳之气充沛，增强人体抵抗力及免疫力。蘑菇中的嘌呤物质对痛风患者不利应少食，有胃肠不适者也要根据情况适量食用。

栗子焖鸡

原料：肉鸡 1 只，栗子仁 200 克，植物油 1 大勺，糖 1 大勺，葱、姜、盐、料酒、酱油、白胡椒粉各适量

制作：

1. 整鸡洗净剁块，入开水中焯烫去除血水，捞出，控干水分；

2. 葱、姜切丝，备用；

3. 炒锅烧热，加油和适量白糖，炒出红色；

4. 下鸡块煸炒后加入酱油、料酒、白胡椒粉翻炒均匀；

5. 放入葱、姜和适量水，盖上锅盖烧沸后转文火；

6. 文火焖煮 30 分钟左右至鸡熟透，加入栗子仁翻炒均匀，再焖煮 20 分钟；

6. 盐调味即可。

食法：佐餐

功效：有健脾、养胃、补肾、壮腰、强筋的功效

方解：栗子可健脾，鸡肉为造血疗虚之品，二者搭配食用活血功效更佳。

宜忌：适合贫血及体弱者及儿童补益，也适合普通人群日常食用。

猪肉黄豆炖豆腐

原料：猪五花肉 150 克，北豆腐 300 克，黄豆 100 克，腌雪里红 50 克，植物油 1 大勺，盐 4 克，味精少量，葱段、姜末各适量

制作：

1. 黄豆洗净，用清水泡发，北豆腐切成 2 公分见方的豆腐丁用开水焯烫后捞出；

2. 雪里红切细段，用温水浸泡后捞出挤去水分，五花肉切薄片；

3. 锅置火上，锅热放油，油热下葱、姜炒香后加水，接着下入黄豆一起炖煮 25 分钟至黄豆熟透；

4. 放入豆腐和五花肉、雪里红一起炖 10 分钟；

5. 用味精调味，出锅。

食法：佐餐或做为烫菜服用

功效：滋阴养血，强身抗衰老

方解：黄豆有丰富的蛋白质和不饱和脂肪酸，还有一定的钙和多种矿物质。豆腐是黄豆的加工品，与猪五花肉搭配不仅味道鲜美更可以很好地平衡动、植物蛋白与脂肪酸。搭配了雪里红鲜美的味道和粗纤维，这道菜的营养和口味都更胜一酬。

宜忌：一般人群都可食用。有肾病、痛风的病人慎食或忌食。

芹菜炒猪肝

原料：新鲜猪肝 1 块（约 250 克），芹菜适量（约 100 克），大葱半根，姜 2 片，盐、料酒、白胡椒粉、干淀粉各适量

制作：

1. 猪肝洗净，去除筋、膜，切薄片后用盐、料酒、白胡椒粉和淀粉抓匀；

2. 芹菜择、洗干净，切段，葱切丝，姜切片，备用；

3. 锅置火上，锅热下油，油热下入葱、姜爆香；

4. 继续下腌好的猪肝，快速翻炒至猪肝开始变色；

5. 下芹菜段，炒匀，出锅。

食法：佐餐菜肴

功效：补肝、明目、清肠

方解：猪肝，不仅有高蛋白和低脂肪，还含有丰富的血红素铁，是补血、明目的食材品种。芹菜中维生素 C 较丰富，还有烟酸、钙、铁等多种营养素。芹菜与猪肝同食，不仅脆嫩爽口也有很好的荤素搭配效果。有增强补肝、养血、明目、降压的功效。春季属阳，阳气通肝易使肝旺。肝开窍于目，如果肝血不足，易有眼睛干涩，视物昏花。春季将这两种食材一同食用，对养肝、明目有很好的食疗效果。

宜忌：正常人四季可食。血压过低者慎食，胆固醇高者也应少食。

黄芪粥

原料：黄芪 30 克，粳米 50 克，陈皮末 1 克，清水 800 毫升

制作：

1. 黄芪洗净，用水煮 30 分钟，取汁；

2. 黄芪汁中加粳米煮成粥；

3. 粥熟后下陈皮末，稍沸即可。

食法：早、晚餐都可食用

功效：补益元气，护肝、健脾、益肾

方解：黄芪性温味甘，有益气健脾的功效；黄芪还有护肝、消肿的作用，加入陈皮末效果更佳。黄芪对五脏之虚均有补益作用，老年体弱者若能经常食用，可有强心、护肝、补肺、益肾的效果。黄芪性温，内火旺者要慎食。

宜忌：体弱、食欲不振、腹痛泄泻及慢性肝炎等病患者可用作日常保健食品服用，还可以作为慢性肝炎患者的辅助食养膳食。

玫瑰柠檬茶

原料：干玫瑰花 12 朵、干柠檬 3 片，冰糖适量（1～2 粒）

制作：

1. 干玫瑰花、干柠檬片用清水冲洗后放入杯中；

2. 加开水冲泡，焖 5 分钟；

3. 用冰糖调味即可饮用。

食法：代茶饮

功效：清肝火，调整心情，去除口气、美白淡斑

方解：玫瑰花性温味甘微苦香。有和肝，调理肝气郁结，治肝胃气痛的功效。用做代茶饮可利气解郁，行血舒肝。但脾胃虚弱者慎用。

宜忌：更适于春季因气候变化引起的肝火上升及情绪不稳定的人饮用。

3.2.2　夏季养生食方

夏季炎热，在一年中是人体阳气最盛的时期，这个季节人体的新陈代谢也最旺。夏季养生最重要的是保护阳气，即使在炎热的盛夏也不可过分贪凉，以免伤阳而损身。夏季养生以护心、健脾为主，有心脑血管疾病的患者更要多加注意。即使患感冒，亦可能由呼吸系统不适而转至影响心脏，甚至危及生命。

故盛夏之季，不可一味以"凉食"对抗"热气"，而更宜服用益气、化瘀、暖胃的食物。中医认为"春夏养阳"应少食辛辣、油腻而多食应季水果、蔬菜。这样可振奋心阳，清心降火，有助于对心脏的保护。

拌绿豆芽

原料：绿豆芽 250 克，盐 3 克，醋、糖、味精各少量，橄榄油 1 小勺，香油少量

制作：

1. 绿豆芽去根，择、洗干净；

2. 盐、醋、糖、味精、橄榄油同放在一个小碗中调成碗汁，备用；

3. 绿豆芽用开水焯烫，捞出过凉开水（热食可不过凉水）；

4. 把 2 中调好的碗汁与绿豆芽拌匀，淋入香油即可。

食法：佐餐食用

功效：清热解毒，清肠通便

方解：绿豆芽中有丰富的维生素 C 和膳食纤维，对口腔溃疡和夏季大量出汗造成的身体损失有补益作用，还有缓解便秘、帮助清除宿便的功效。

宜忌：一般人都可食用，更适合于心肝失调及冠心病患者。

海带绿豆汤

原料：绿豆 80 克，海带 30 克，甜杏仁 20 克，玫瑰花（干）5 克，红糖适量

制作：

1. 绿豆、海带洗净，海带切细丝，玫瑰花用纱布包好；

2. 海带、绿豆和甜杏仁一同放入锅中，加清水煮开；

3. 放入玫瑰花纱布包，继续煮至绿豆熟烂；

4. 红糖调味即可食用。

食法：为佐餐汤或两餐间的加餐甜汤食用

功效：利尿、清热、去暑、养颜

方解：海带可消肿利尿，绿豆能清热解毒。玫瑰花可健脾降火，安神通便。甜杏仁也有很好的滋润功效，入肺和大肠经可润肺润肠。这几种食材搭配食用非常适宜夏季健脾胃、祛暑湿邪，调养体质。

宜忌：正常人都可食用。海带、绿豆都属寒凉之物，有脾胃虚寒者应慎食。

木耳豆腐

原料：北豆腐 500 克，木耳（干）5 克，花椒、葱、姜各少许，植物油 1 大勺，蚝油 1 小勺，盐、酱油、糖、清汤、水淀粉、香油各适量

制作：

1. 北豆腐切成 1 公分大小的方块，过开水焯烫，捞出；

2. 木耳用温水泡开，择去根，洗净后撕成小块，葱切段、姜切片，备用；

3. 锅置火上，锅热放油，油热放花椒到出香味后下葱、姜继续爆香；

4. 加入酱油、清汤、蚝油煮沸，下入豆腐、木耳转小火煮 15 分钟；

5. 把豆腐装盘，留下汤汁，盐、味精调味后用水淀粉勾芡，在芡汁中淋入香油；

6. 芡汁浇在豆腐木耳上即成。

食法：佐餐

功效：益气和中，生津润燥，清热解毒

方解：豆腐中有丰富的植物蛋白，北豆腐还是含钙丰富的食物，与黑木耳搭配可强身健体，还有防癌抗癌的功效。

宜忌：普通人群都可食用，但一次不要食用过多，隔日适量食用为宜。肾病、痛风患者应遵医嘱，胃肠不适者应少食木耳。

清炒苦瓜

原料：苦瓜 1 条（约 300 克），花生油 1 大勺，盐、糖适量，香油 1 小勺

制作：

1. 苦瓜用水洗净，纵向切成两半，去瓤和籽；

2. 继续把苦瓜切成 5 厘米长的条状，放入沸水锅内焯烫 1 分钟，捞出控干水分；

3. 锅置火上，放花生油，油热下苦瓜条炒至断生，加盐、糖翻炒；

4. 淋香油，出锅。

食法：佐餐食用

功效：清热解毒，补肾健脾、滋肝明目。对治疗痢疾、疮肿、中暑发热、

痱子过多、结膜炎等症有一定功效。

方解：苦瓜中的维生素 C 丰富，对保护细胞和防止动脉粥样硬化，提高机体应激能力有帮助。苦瓜中的苦瓜素被誉为人体的"脂肪杀手"，对去除体内脂肪有益。夏季食用苦瓜可帮助清热祛心火，还有解毒，明目，治痈的作用。

宜忌：苦瓜性凉，脾胃虚寒者不宜多食。苦瓜含奎宁，会刺激子宫收缩，引起流产，孕妇慎食。

土豆胡萝卜烧牛肉

原料：牛肉 500 克，土豆 2 个（约 500 克），胡萝卜 2 个，洋葱半个、姜两片，花椒适量，酱油、盐、料酒、白胡椒粉适量，植物油 1 大勺

制作：

1. 牛肉洗净切成 3 公分见方的块，凉水下锅一同煮开后捞出，备用；

2. 土豆、胡萝卜去皮切滚刀块，洋葱切成四块；

3. 锅置火上，锅热放油，油热，下洋葱、姜片炒香；

4. 继续下牛肉块炒至表面微黄，取出；

5. 高压锅中放少量开水，再加入酱油、料酒、白胡椒粉和炒过的牛肉，加压焖煮至上气后 20 分钟，离火；

6. 炒过牛肉的锅中继续放土豆块和胡萝卜块翻炒至表面微黄；

7. 打开焖过的牛肉，加土豆块和胡萝卜块，加盖再焖煮 5 分钟；

8. 再次打开高压锅后用盐调味；

9. 大火收汁，出锅。

食法：佐餐

功效：益气补血、暖胃强身

方解：牛肉中有丰富的蛋白质和铁元素，可补血益气、祛寒暖胃。土豆中的维生素 C 和胡萝卜中的胡萝卜素都是人体需要的重要营养成分。这道菜在夏季食用可补中气，益胃肠，是很好的食补膳食。

宜忌：一般人群都可食用，特别适合贫血和心、脾两虚的人食用。

黄精炖鸡

原料：净鸡 1 只（约 500 克），黄精 15 克，党参 10 克，淮山药 10 克，肉

汤1碗，姜、葱、精盐、胡椒粉、料酒、植物油各适量

制作：

1. 鸡洗净，去内脏、头、爪，切成大块，用沸水焯烫，捞出；

2. 姜切片，葱切段，黄精、党参、淮山药洗净，备用；

3. 锅置火上，锅热下油，油热后下姜、葱炒出香味，再下鸡块炒至鸡半熟；

4. 加肉汤、料酒，大火烧沸，下黄精、党参、淮山药转小火炖1小时；

5. 盐调味后即可食用。

食法： 吃鸡肉喝汤

功效： 温中补脾，益气养阴，补肾益精

方解： 党参可补中，益气，生津。黄精可养阴、润肺、健脾。淮山药有补脾养胃，生津益肺，补肾涩精的功效。鸡肉中有优质蛋白质和多种营养成分，易于被人体消化和吸收，有强身健体的功效。这例鸡汤食后对人体有很好的滋养功效。

宜忌： 适于脾胃虚弱及一般人群用于补益、调养食用。

八宝健脾鸭

原料： 净鸭1只（1500～2000克），笋丁、肉丁、火腿丁、栗子、鸡胗丁、冬菇丁、莲子、海米各适量，糯米饭120克，黄酒、酱油、白糖、味精、湿淀粉，熟青豆各适量，鲜虾仁3～4个，笋片、冬菇片适量，姜末、植物油少量，明油（熟油），1小勺

制作：

1. 鸭子洗净，去内脏、头、爪，分成两半用开水焯烫后捞出，控干水分；

2. 将笋丁、肉丁、火腿丁、栗子、鸡胗丁、冬菇丁、莲子、海米、糯米饭放入碗中加黄酒、酱油、白糖、味精拌匀成馅；

3. 在鸭子皮上抹酱油后皮向下放在一个大盘子中；

4. 拌好的馅料铺在半片鸭腹上，另半片鸭皮向上盖在铺了馅的鸭子上；

5. 上锅蒸3小时以上至鸭肉酥烂，取出放在另一个盘中，蒸鸭子的水留用；

6. 锅置火上，锅热下油，油热下姜末煸香，下鲜虾仁滑散，取出；

7. 继续下笋片、冬菇片炒匀，沿锅边烹入酱油和蒸鸭子的水，烧开后下

虾仁和熟青豆煮开；

8. 用湿淀粉勾芡，淋明油，起锅。

9. 锅中所有的汤汁和原料一同浇在蒸好的鸭子上。

食法：鸭肉与馅料一同食用

功效：补脾益胃、补虚养身、安神

方解：鸭肉性味甘、平，微寒，可滋阴补血、益气利水。笋有滋阴凉血和爽胃的作用，栗子有健脾补肾的功效，莲子可养心安神。糯米有温暖脾胃和补益中气的功效。这些食材搭配食用有很好的调养和补益功效，适宜夏季食用。

宜忌：适宜心悸失眠、营养不良者的调理。有强筋益气、止烦渴的效用。鸭为水禽，其性偏寒凉。腹部冷痛、腹泻清稀、腰痛、痛经者应慎用。

双菇牛腩

原料：牛腩肉200克，杏鲍菇、鸡腿菇各100克，八角、白胡椒粉、盐、冰糖、蚝油、生抽各适量，麻油少量，植物油1大勺，热水适量

制作：

1. 牛腩洗净后切成3公分见方的块，过开水焯烫，捞出；

2. 杏鲍菇、鸡腿菇去根、洗净，杏鲍菇切片，鸡腿菇切成两段，备用；

3. 锅置火上，锅热下油，放冰糖炒出糖色；

4. 锅中继续下入葱、八角炒香；

5. 下牛腩翻炒至肉有微黄色；

6. 加热水用大火烧沸后转小火焖至肉烂；

7. 下杏鲍菇和鸡腿菇翻炒均匀，再焖10分钟；

8. 用盐、白胡椒粉、蚝油、生抽调味；

9. 淋香油，出锅。

食法：牛腩与菌菇一同食用

功效：滋养脾胃、补血益气

方解：牛肉可养胃、安神、除烦、健脾，更有养阴补虚的功效。杏鲍菇可提高人体的免疫功能，有抗癌、降血脂、润肠胃及美容的作用。鸡腿菇有助于增进食欲和帮助消化是很好的营养食材。这些食材搭配食用有很好的强身和滋补作用。

宜忌：体质平和或阳虚体质的人适合食用。有感染性疾病、肝病、肾病、

痛风者慎食。高胆固醇、高脂肪、老年人、儿童、消化力弱的人不宜多吃。

黑米红豆粥

原料：黑米 50 克，红豆 20 克，粳米 50 克，清水适量

制作：

1. 红豆用水泡过夜；

2. 黑米、粳米一同淘洗干净后与红豆同入锅中；

3. 加清水烧开后转小火慢煮至米、豆都熟烂且浓稠。

食法：每餐均可食用

功效：强健脾胃，滋阴、明目、补血

宜忌：适于贫血、有眼疾和腰腿酸软的人食用。但黑米不易消化，老人、小孩不宜多食。

方解：黑米性温，味甘，归脾、胃经。可暖胃养肝、明目活血，与大米搭配食用还有开胃益中的功效。

银花甘草茶

原料：干金银花 3 克，甘草 3 克。

制作：

1. 干金银花、甘草放入杯中；

2. 冲入沸水，1 分钟后将水倒出不用，再次冲入沸水；

3. 焖 10 分钟即可饮用，可反复冲泡饮用。

食法：代茶饮

功效：清凉解毒、消暑，还可预防热痱及流脑等传染性疾病。

方解：夏季天气炎热，也是人心火最旺的时节。暑热易伤心阴，使人上火。这道茶中的金银花正可清热解毒、通经活络，还有广谱抗菌、抗病毒的功效。适用于疏散风热，驱除外感风邪。

宜忌：适于各类人群作为保健茶饮用。

3.2.3 秋季养生食方

秋季以燥气当令，最易伤人肺气。这个季节，有慢性支气管炎的病人更应注意肺气的保养。百合、芝麻、核桃仁和蜂蜜都是滋阴润肺不错的食物选择。

《黄帝内经》中讲秋冬养阴，即是此意。

水晶海藻

原料： 海藻 300 克，熟白芝麻少量，盐、醋、糖各适量

制作：

1. 海藻用清水冲洗干净后再用清水泡 2 小时；

2. 洗过的海藻用开水焯烫，捞出浸入冰水中；

3. 海藻在冰水中泡 2 分钟后捞出，控干水分，装盘；

4. 盐、醋、糖在小碗中调匀，淋入海藻中拌匀；

5. 撒白芝麻。

食法： 佐餐或伴粥食用

功效： 清热、降压、软坚、清肠

方解： 海藻性味咸寒，夏季食用有和脾胃的作用。海藻含有大量的海藻胶，食后有降压、降脂、清肠的作用，有利心脏健康，是适宜夏季食用的健康食材。

宜忌： 可做为开胃爽口的小菜，但脾胃虚寒者忌食用。

芹菜拌腐竹

原料： 芹菜 300 克，水发腐竹 200 克，香油、盐、酱油、醋、糖、味精各适量

制作：

1. 腐竹洗净，用手撕成 4~5 公分长的丝；

2. 芹菜洗净，去叶取茎，入开水焯烫后过凉水，切丝；

3. 腐竹丝也用开水焯烫后捞出，过凉水；

4. 芹菜和腐竹丝一同码在盘中；

5. 盐、酱油、醋、糖、味精在小碗中调匀与芹菜、腐竹拌匀；

6. 淋香油。

食法： 佐餐

功效： 清热、平肝、润肺、消痰

方解： 芹菜含有多种维生素和丰富的膳食纤维，还含有芹菜甙、胡萝卜素、维生素 C 等多种营养成分。芹菜特有的香气是芹菜中挥发油的作用，有

很高的食疗功效，可降压、利尿、增进食欲。腐竹是黄豆制品，味甘、性平。有清热润肺、止咳消痰的作用，这两种食材搭配食用对血压、血脂过高者有调节功效。

宜忌：血压偏高者食用可有调节降压的作用。低血压及血虚者忌食，有肾病者也要慎食。

百合丝瓜炒鸡片

原料：鸡胸肉 150 克，鲜百合 200 克，丝瓜 400 克，蒜蓉、葱段少量，植物油 1 大勺，盐、生抽、白胡椒粉、湿淀粉各适量，香油少量

制作：

1. 鸡胸肉洗净，切片，用少量盐、白胡椒粉、湿淀粉抓均；

2. 丝瓜去皮，切片，鲜百合择洗干净，剥成单片；

3. 锅置火上，锅热加油，油热下鸡片滑散，取出；

4. 继续在锅中下蒜蓉、葱段炒香后下丝瓜翻炒几下，加入鸡片、鲜百合翻炒均匀；

5. 用盐、生抽调味后淋香油，起锅。

食法：佐餐食用

功效：养阴润肺、健脾胃、活血脉

方解：百合可养阴润肺，清心安神。鸡肉的性味甘温且含有丰富的营养成分，适宜人体消化吸收。秋季食用鸡肉既滋补养生又清心爽口，特别对营养不良者的补益功效更明显。

宜忌：一般人群都可食用。

北沙参炖鹌鹑

原料：鹌鹑 2 只，北沙参 20 克，料酒、姜、葱、盐、鸡油、白胡椒粉各适量

制作：

1. 北沙参用水润透，切片，鹌鹑洗净去毛、内脏及爪；

2. 姜切片，葱切段，备用；

3. 北沙参、鹌鹑、料酒、姜、葱同入炖锅，加适量水；

4. 将炖锅置火上，大火煮沸后转小火炖煮 30 分钟；

5. 盐、白胡椒粉调味，起锅。

食法：每日 1 次，每次吃鹌鹑 1 只，喝汤

功效：养阴清肺、祛痰止咳

方解：北沙参味甘、苦、淡、凉，归肺、脾经，能养阴清肺、祛痰止咳。鹌鹑有动物人参之称，味甘，平，补五脏，清利湿热。北沙参与鹌鹑合食，对养阴清肺、润肺、止咳有一定功效。也适于一般人群四季补肺食用。

宜忌：适于肺热燥咳，虚痨久咳，阴伤咽干、口渴等症。

党参天冬炖萝卜

原料：党参、天冬各 20 克，白萝卜 500 克

制作：

1. 党参润透，切段，天冬润透，切薄片，白萝卜洗净，切成 3 厘米见方的块；

2. 党参、天冬、白萝卜同放炖锅中，加水；

3. 用武火烧沸后转文火炖煮 30 分钟即成。

食法：每日 1 次，每次吃萝卜 150 克

功效：滋肾养肺，止咳喘。适于喘促气短、口咽发干、潮热盗汗、痰黏量少难咳等症。

方解：天冬又名天门冬，味甘、苦、寒，归肺、肾经，能滋阴，润燥，清肺，降火。可主肺气咳逆，喘息促急，除热，通肾气。党参为补肺益气药物。白萝卜有润肺止咳，消积之功。三者同烹，食用后有滋肾养肺、止咳的功效。

宜忌：正常人四季都可用做补肺膳食食用，但外感风寒至嗽者不宜服用。

西洋菜猪肺汤

原料：猪肺 1 具，西洋菜 250 克，蜜枣 2 枚，陈皮 1 片，南杏仁 9 克，北杏仁 6 克，盐适量

制作：

1. 猪肺洗净，切块，西洋菜、蜜枣分别洗净，陈皮去衣，南、北杏仁分别去皮；

2. 猪肺、西洋菜一同入沸水锅中煮 5 分钟，捞出；

3. 炖锅内加清水烧沸，下入除盐外的所有原料，小火煲 2 小时；

4. 用盐调味后即可食用。

食法：佐餐或单独食用均可

功效：清热解毒，润肺止咳。

方解：西洋菜又名落葵，有凉血清热，生津润肺，祛热解渴，利尿通便的功效。猪肺性平微寒，味甘，入肺经。《本草纲目》载："疗肺虚咳嗽、嗽血。"《随息居饮食谱》载："治肺痿咳血，上治诸症。"西洋菜与猪肺两种食材一同烹调食用，是治肺、养肺、调肺的佳膳。

宜忌：适于肺热咳嗽，大便燥结者。

罗汉果栗子鸡

原料：嫩鸡 1 只，生栗子仁 150 克，罗汉果 1/4 个料酒 1 大勺，姜 2 片，葱段适量，盐、酱油各适量。

制作：

1. 鸡洗净，去内脏、头、爪，切成合适的鸡块，备用；

2. 炒锅置火上，锅热下油，油热下姜片、葱段炒香后下鸡块炒至表面微黄；

3. 继续下栗子一起炒 2 分钟；

4. 烹入料酒，加清水（没过鸡块），放入罗汉果盖锅盖焖煮；

5. 鸡块、栗子都熟软后，用盐、酱油调味，拣出罗汉果，大火收汁；

6. 起锅，装盘。

食法：佐餐，鸡和栗子同食

功效：温中益气，健脾胃、益五脏

方解：鸡肉中蛋白质丰富，还含有多种人体需要的维生素和矿物质。食后有补精充髓、补筋骨的作用。栗子是秋季的应季食材，有百果之王的美称。栗子性温，味甘咸，可益气，厚肠胃，还有活血的功效。罗汉果可清肺、化痰、润燥，秋季食用正当时。因此，鸡与栗子、罗汉果同烹合食可补虚损、强筋骨、润秋燥。

宜忌：正常人都可食用，特别对体虚者更有补体益气的功效。

花蛤冬瓜汤

原料：花蛤 100 克，冬瓜 200 克，姜 2 片，小香葱 1～2 棵，盐、料酒、白胡椒粉各适量，香油少量

制作：

1. 花蛤在清水中吐净泥水，捞出备用；

2. 冬瓜去皮、籽，切片，香葱切末，备用；

3. 锅中放清水，下入姜片一同煮开；

4. 水开后下花蛤，煮至花蛤微开口，快速捞出，汤水除去浮沫和姜片；

5. 煮过花蛤的水取清液放入另一个锅中，下冬瓜片煮至冬瓜片呈半透明；

6. 下花蛤，大火煮至开锅，撒香葱末，淋香油，出锅。

食法： 佐餐，吃冬瓜、花蛤，喝汤

功效： 清热、润肺

宜忌： 正常人都可食用。有脱水者应少食或不食。

方解： 花蛤的营养丰富，还有辅助降血脂和胆固醇的功效，适合高血脂人群食用。冬瓜有利水、清肺的功效，冬瓜与花蛤一同食用，有很好的营养价值，还可润燥养肺，适合秋季食用。

薏米菱角粥

原料： 薏米、大米各 100 克，菱角 150 克，红糖适量

制作：

1. 菱角煮熟去壳，切小块；

2. 薏米淘洗干净，用清水浸泡 3 ~ 4 小时；

3. 大米淘洗干净与浸泡过的薏米同放入锅中，加水用大火煮开转小火煮至 8 分熟；

4. 加入菱角块，继续煮至菱角绵软；

5. 用红糖调味即可食用。

食法： 每日 1 碗，可经常食用

功效： 除燥去湿，提高免疫力

方解： 菱角含有人体需要的多种维生素和矿物质，有补脾养胃的功效，薏米可去湿健脾，熬煮成粥可使薏米的成分更益于吸收，搭配菱角后这道粥很适合在秋季食用。

宜忌： 正常人都可食用。

罗汉清肺饮

原料：罗汉果半个

制作：

1. 罗汉果压碎，掰开，把皮和籽均分为两份，取 1 份/次；

2. 罗汉果放在锅中，加清水煮开；

3. 转小火煮 30 分钟左右，收汤至约剩 1 杯水的量，滗出药汁；

4. 再次加清水煮 30 分钟，收汁至剩 1 杯水的量，也滗出药汁；

5. 两次的药汁合并为 1 份。

食法：代茶饮，如果觉得口感过于甜腻可适量兑水饮用

功效：清肺化痰，润肠通便，可缓解痰多、咽喉疼痛等症状

方解：罗汉果是我国广西的特产，也是药食同源的食物之一。有清肺利咽、化痰止咳、清肠通便的功效。用其泡水代茶饮对清咽化痰有很好的调理效果，但罗汉果中的药用成分需要煎煮后再饮用效果更佳。因此，罗汉果做为调理药用时一定要煮过为最好。

宜忌：有支气管炎者可做为日常代茶饮经常服用，对病状有一定辅助改善的功效。

3.2.4 冬季养生食方

冬季为蛰藏之令。在我国，自古就有冬令进补的传统习俗。冬季的饮食应以养肾防寒为主。冬令进补，对青少年的生长发育有促进功效，老年人则可益寿强体、延缓衰老。

枸杞苦瓜

原料：苦瓜 500 克，枸杞 20 克，植物油、盐、料酒、糖适量，香油少量

制作：

1. 苦瓜洗净、去籽，斜切成楔形块，过开水焯烫 2 分钟后捞出，沥水；

2. 枸杞用清水泡软，沥干水分，备用；

3. 锅置火上，锅热下油，油热下焯过的苦瓜翻炒均匀；

4. 加枸杞翻炒后用盐调味再烹入料酒；

5. 淋香油，起锅，装盘。

食法：佐餐

功效：补肾、养血、明目

宜忌：脾胃过于虚弱的人不宜多食。

方解：苦瓜性平寒、味苦，能清心明目，解毒防病。枸杞有补肾益精，补血安神，生津止渴，润肺止咳的作用。用枸杞与苦瓜合烹菜肴，对滋阴补肾有很好的功效。

莲子百合瘦肉汤

原料：瘦猪肉 200 克，莲子、百合各 15 克，盐、料酒、水淀粉各适量，葱段、姜片少量，植物油适量，清水 1 碗，香油少量

制作：

1. 莲子用热水泡软，去心，百合去杂质，洗净；

2. 瘦肉洗净，切薄片，用盐、料酒、水淀粉抓匀；

3. 锅置火上，锅热下油，油热下葱、姜爆香后加清水；

4. 水开，下莲子、百合煮开至莲子、百合熟软；

5. 下肉片，大火煮开；

6. 用盐调味，淋香油，起锅。

食法：佐餐

功效：滋肾补虚，润肺养心

宜忌：阴虚不足，头晕，贫血者适宜食用。风寒咳嗽及中寒便溏者及湿热痰滞者不宜食用。

方解：瘦肉是补肾养血，滋阴润燥的佳品。莲子性平味甘涩，主补中、养神。百合可润肺止咳、宁心安神。这款瘦肉汤不仅味道鲜美更有补阴、安神的功效。

黄芪鲫鱼汤

原料：鲜鲫鱼一条，黄芪 10 克，红枣 3 个、枸杞数粒，姜、葱、盐、料酒、白胡椒粉、植物油各适量

制作：

1. 鲫鱼洗净，去腮、鳞，备用；

2. 黄芪、红枣、枸杞分别洗净；

3. 姜切片，葱切段，备用；

4. 锅中放少量油，油热下鲫鱼煎至两面微黄，取出；

5. 锅中留少量油，下姜片、葱段炒香，冲入开水，大火烧开；

6. 加料酒，下煎过的鲫鱼，同时把黄芪、红枣下锅，转小火煲 10 分钟；

7. 下枸杞再煮 1 分钟后用盐、白胡椒粉调味，出锅。

食法：吃鱼喝汤

功效：益气健脾，去湿消肿

宜忌：这道汤对水肿病人尤为适宜，也有通乳的作用。尿频或有皮炎、过敏者忌用。

方解：鲫鱼可健脾、利水，清热解毒，促进血液循环。搭配黄芪同食，有增强机体免疫力的功效。

嫩姜炒鸡胸肉

原料：鸡胸肉 200 克，嫩姜 75 克，鸡蛋清半个，盐、料酒、湿淀粉各适量，植物油 2 大勺，香油少量

制作：

1. 鸡胸肉洗净，沥干，切薄片，嫩姜切丝，备用；

2. 鸡胸肉加鸡蛋清、少量盐、料酒和 1 小勺油用手抓匀；

3. 余下的油都放入锅中，油热下鸡胸肉快速滑散至全熟，捞出，控去油分；

4. 锅中留少量油，下姜丝翻炒几下，加清水煮开；

5. 用盐、料酒调味，继续煮开后用湿淀粉勾芡；

6. 把 5 中的姜丝与芡汁浇在鸡片上，淋香油即可。

食法：佐餐食用

功效：益五脏，补虚劳

宜忌：阴虚内热及邪热亢盛者忌食。

方解：鸡肉性微温，味甘。可温中益气，添精髓，还可调经、活血。嫩姜也称仔姜，是初秋时节采收的姜，颜色淡黄，抽枝的部分呈漂亮的紫红色。仔姜的表皮非常薄，肉质细嫩，口感清脆，仔姜的辛辣感没有老姜强，同时又多了一丝甜味，可直接切丝炒制。用仔姜与鸡胸肉配餐，适宜体虚寒者食用。

莲子芡实糯米乌骨鸡

原料：乌骨鸡 1 只，白莲子 15～20 克，芡实 15 克，糯米 150 克，盐、料酒、酱油、葱、姜各适量

制作：

1. 糯米、芡实、白莲子分别淘洗干净后用水泡 4 小时以上；

2. 乌骨鸡按常例洗净，去除鸡头、内脏、爪，备用；

3. 各种调味料混匀后在鸡内、外抹匀，剩下的与糯米、芡实、白莲子拌匀；

4. 拌好的糯米等料填入鸡腹内，用线把鸡腹缝口；

5. 鸡入蒸锅，大火蒸 1 小时以上至鸡和腹内的糯米全熟；

6. 蒸好的鸡取出后可食用，蒸鸡时的水蒸汽可做汤饮用。

食法：食鸡喝汤，每顿适量食用

功效：补肾脾，固精止带

宜忌：适用于因脾肾虚而表现的诸症。

方解：乌骨鸡味甘，性平，入心、肝、脾、胃、肾经。可补益强壮、滋补肝肾、补益气力。糯米味甘，性温，归脾、胃、肺经。有补虚养肾，补血益气的功效。莲子味苦，性寒，归心、肾经，可安神健脾，养心涩肠。芡实味甘涩，性平，能补益气，健脾止泻，祛湿止滞，益肾固精。这几种食材搭配食用，可使补五脏、益精气的功效更好的发挥。

当归羊肉汤

原料：羊肉 200 克，当归 15 克，泡姜 10 克，盐、花椒、八角各适量

制作：

1. 羊肉洗净，切成合适的小块用开水焯烫后捞出，控干水分；

2. 另起锅，锅中放水，水热后把焯过水的羊肉、花椒、八角和泡姜煮开；

3. 转小火慢煲至肉熟烂；

4. 取出羊肉，留肉汤，下当归再用小火煮 1 小时；

5. 羊肉重新倒回汤锅中，再煮开。

食法：食肉，喝汤

功效：温阳散寒，通脉

宜忌：特别适合于血虚有寒的腹痛及血虚脉寒的痛经，有热盛之证者不宜

食用。

　　方解：当归、羊肉都有温阳的作用，泡姜还有散寒的功效，这三种食材一同烹调后食用，养血、温中的效果更好。

鹿肉苁蓉羹

　　原料：鹿肉200克，肉苁蓉30克，生姜、盐各适量

　　制作：

　　1. 鹿肉洗净，切片；

　　2. 肉苁蓉用水浸泡后也切片；

　　3. 鹿肉、肉苁蓉、生姜一同放在锅中，加水同煮；

　　4. 待肉熟后用盐调味即可。

　　食法：食肉，喝汤

　　功效：温阳补肾

　　宜忌：适用于肾阳虚诸症，如腰痛、畏寒等。阳盛和内热甚者忌用。

　　方解：鹿肉味甘，性温，能补脾益肾，养血生容，是滋补强壮品。肉苁蓉味甘、咸，性温，入肾、大肠经。肉苁蓉温而不燥，不仅温补肾阳还可补阴润燥。把鹿肉与肉苁蓉同烹对补肾温阳有很好的功效。

锁阳炒虾仁

　　原料：虾仁100克，锁阳15克，山楂10克，核桃仁15克，盐、料酒各适量，葱段10克，姜5片，植物油适量

　　制作：

　　1. 虾仁洗净去沙线，用料酒腌制；核桃仁炒香备用；

　　2. 锁阳、山楂洗净切片，用水煎煮20分钟后收汁至汁液剩2大勺，留用；

　　3. 炒锅加热，锅热后放油，油热下葱段、姜片爆香；

　　4. 下虾仁快速滑散；

　　5. 加入锁阳山楂汁，用盐调味即可起锅。

　　食法：佐餐食用

　　功效：降压、清脂，补肾滋阴

　　宜忌：对阴阳两虚和高血压者适用。腹泻或有皮肤疥癣者忌用。虾忌与獐

肉、鹿肉同食。

方解：虾仁味甘，性温，不仅滋味鲜美，也有壮阳补肾的功效。锁阳味甘，性温，入肾、大肠经，可补肾阳也可滋阴血。虾仁与锁阳同食补肾、壮阳的功效更佳，这道菜是阴阳两虚型体质的滋补佳品。

山药羊肉粥

原料：羊肉 25 克，鲜山药 100 克，糯米 100 克，盐、白胡椒粉少量

制作：

1. 羊肉洗净切细丁，放在漏勺中入开水锅快速焯烫后取出；

2. 山药洗净，去皮切小丁；

3. 羊肉、山药一同放入锅中，加水煮开；

4. 撇去浮末，继续煮至肉熟；

5. 糯米淘洗干净，入羊肉锅中用小火煮成粥状；

6. 用少量盐、白胡椒粉调味，即可食用。

食法：早、晚温热服用

功效：健脾温肾

宜忌：脾肾阳虚或体质虚弱者都适用，更适宜做为冬季保健膳食服用。但实症、热症泄泻者忌服。

方解：羊肉味甘，性热，补肾填髓，益阴壮阳。山药味甘，性平，有健脾补肺、固肾益精的作用。糯米可补中益气，有补肾的作用。将这三者同煮成粥，其滋补脾、肾的功效很适合冬季做为温中、养肾、健脾的保健膳食食用。

枸杞菊花茶

原料：枸杞 10 克，菊花等量

制作：

1. 枸杞、菊花同放入杯中，冲入沸水；

2. 浸泡 1 分钟后将水倒出，再加入沸水，盖住焖 10 分钟后即可饮用。

食法：代茶饮，可反复冲泡，最后将枸杞嚼服效果更佳

功效：补肾、明目

宜忌：体质虚弱、抵抗力差者可做为日常补益茶饮。但感冒发烧、身体有炎症、腹泻的人不宜饮用。

方解：枸杞味甘，性平，有滋补肝肾的作用。菊花味甘，性寒，可散风热且可平肝、养肝、明目。用枸杞与菊花配伍做为代茶饮，即可滋阴又可降火，适宜做为滋养茶饮。

3.3　亚健康调养食方

亚健康是介于健康与患病之间的身体状况，也是一种临时或暂时的健康平衡。亚健康的身体状况可能继续发展成疾病也可经过调整或治疗恢复健康。有数据显示，我国的亚健康人群多在 25～40 岁之间。临床表现因体质、心理、感受等多因素的影响有很大不同。如头晕、头痛、脑胀、低热、全身疲乏、胸闷气短、毛发枯干，也可有精神不振、情绪低落或脾气爆燥、易怒、焦虑、紧张等。还有些经生化检查可有高血糖、高血脂、高血压等高脂血症，自身免疫力下降或已处于低下水平。甚至有些人已不能正常完成工作或学习。精神萎靡、失眠健忘、注意力不集中是很多人在处于亚健康状态的表现。亚健康的身体状况为正常的生活和工作带来麻烦和不愉快，是直接影响生活质量的重要因素。

中医对亚健康人群的调养是按照不同体质，利用食物的性、味对症施以适当的药膳或食疗进行保健调养，调配得当可有效帮助亚健康人群改善身体状况，恢复健康。

3.3.1　感冒、咳嗽的调养及食方

感冒是每个人都经历过的常见病症，感冒在一年四季中都有发生，是最常见的外感病症之一。常见的症状有发热、咳嗽、鼻塞、头痛，脉象多为浮且苔薄。

饮食原则：饮食以清淡稀软为主，注重和胃养神，特别伴有胃肠不适或饮食不振者更应忌油腻。大米粥、二米粥（大米＋小米）、面片汤、藕粉、新鲜的蔬菜、水果更适宜作为饮食主选。

感冒时要比平时更多饮水，帮助清热解毒、降火，保持体内水分平衡，也可用菊花、金银花、热姜糖水等冲泡后做为代茶饮。

感冒时人们往往不思茶饭，这就更需要注意及时补充营养，提高和保持抗

病能力，帮助身体及时得到营养补充，尽快恢复到正常的身体状态。感冒的起病原因和症状不同，对症的食疗食养也不同。

1. 风热型感冒

风热型感冒是因外感风热所致，多见于夏秋季。

临床症状：发热，头痛，鼻塞，喉痛，脉浮，舌苔薄且白或黄。

膳食原则：疏风清热，辛凉解表。

食养食疗小方：

薄荷粥

原料：鲜薄荷 30 克，粳米 30 克，冰糖适量

制作：

1. 鲜薄荷撕成小块，加水煮沸，5 分钟后离火，去渣留汁，备用；

2. 另起锅放粳米加水煮粥，九分熟时加入薄荷汁继续煮至全熟；

3. 冰糖调味即可食用。

食法：温热时顿服，每日 1～2 次，连服 3 日

功效：清咽利喉、疏散风热

方解：薄荷性凉，味甘，可散风热。粳米性温，味甘，益胃发汗。两者合用效果更佳。

黄豆萝卜汤

原料：黄豆 80 克，白萝卜 50 克，白菜帮子 30 克，盐适量

制作：

1. 黄豆洗净用凉水浸泡 12 小时；

2. 白萝卜、白菜帮子分别洗净，白萝卜切薄片，白菜帮子断纹切丝；

3. 黄豆入锅，加水煮 30 分钟至软烂；

4. 下白萝卜片和白菜丝继续煮 10 分钟；

5. 用盐调味即成。

食法：趁热佐餐食用

功效：提高免疫力，抗病毒

方解：黄豆是优质植物蛋白丰富的食物，对补充营养、提高免疫力有帮助，白菜中的维生素 C 对健康有益，白萝卜可以帮助通气，有利于恢复和调

整体质并提高抗病能力。

绿豆冬瓜汤

原料：绿豆 50 克，冬瓜 100 克，高汤 500 克，去皮姜 2 片，盐适量

制作：

1. 绿豆洗净后凉水浸泡 1 小时以上，冬瓜去皮洗净切厚片；
2. 锅置火上，注入高汤烧沸，下入绿豆和姜片，小火炖烂；
3. 继续下冬瓜片煮熟，用盐调味。

食法：趁热佐餐食用，也可做为加餐，喝汤吃豆

功效：清心、散热

方解：绿豆性寒，味甘，归心、脾经，不仅清热解毒，而且营养丰富，可补充人体需要的蛋白质、碳水化合物、多种维生素和矿物质。冬瓜性凉寒，味甘淡，能泻热、补脾利二便。

桑叶枇杷粥

原料：桑叶 18 克，枇杷叶 10 克，甘蔗 100 克，白茅根 30 克，薄荷 6 克，粳米 60 克

制作：

1. 除粳米外的其他原料洗净后切碎，加水煎煮 30 分钟，取药汁；
2. 粳米淘洗干净，加适量水和药汁同煮成粥。

食法：趁热服用

功效：清肺、解热、凉血

方解：桑叶、枇杷叶可散风热且清肺热。甘蔗味甘而性凉，有补益功效。白茅根可清热、利尿、凉血解热病。因此，这道粥适用于风热感冒者食用。

玉米绿豆糊

原料：绿豆粉 25 克，玉米粉 50 克

制作：

1. 把绿豆粉和玉米粉混合后用少量水调匀成稀面糊；
2. 锅中加清水并大火烧开；
3. 向开水中慢慢加入调好的稀面糊，边煮边搅拌均匀；

4. 再次开锅后用小火煮 10 分钟至全熟。

食法：温热时代餐食用

功效：清肠胃、多补益

方解：绿豆性寒营养丰富，绿豆粉更易于机体吸收。玉米性平，味甘，归脾、胃、小肠经，可促进肠胃蠕动，处利于食物的消化和吸收。用绿豆粉和玉米粉煮成的面糊，对感冒时的身体调养很有益。

葱豉粥

原料：淡豆豉 12 克，葱白 15 克，大米 100 克

制作：

1. 淡豆豉加水煮 20 分钟，去渣留汁；

2. 大米加煮豆豉的水煮开后转小火熬至粥稠；

3. 葱白切段，装入料包袋与粥同煮 2 分钟；

4. 搅匀，离火。

食法：温热食用

功效：疏散风热

方解：淡豆豉性平，味甘，辛散解表。葱白性温，味辛，解表。大米性平，味甘可补脾胃。

菊花茶

原料：菊花 5 克

制作：

1. 菊花放入杯中，用沸水冲泡，2 分钟后去水留菊花；

2. 再次冲入沸水，加盖焖 10 分钟；

3. 稍凉后即可饮用，可反复冲泡。

食法：代茶饮

功效：疏散风热、清热解毒

方解：菊花性微寒，味甘、苦，泡水代茶饮可解毒散风、平肝明目。

桑叶薄荷饮

原料：桑叶 5 克，菊花 5 克，薄荷 3 克，苦竹叶 30 克

制作：

1. 所有原料放入杯中，用沸水冲泡 2 分钟；

2. 滤去水后再冲入沸水；

3. 焖 20 分钟即可饮用，可反复冲泡。

食法：代茶饮

功效：散风除热、利咽喉，清热解表

方解：桑叶性寒，味苦、甘，有清肝明目的功效。菊花性微寒也可疏散风热。薄荷和苦竹叶都可以疏风散热，清头目。这款代茶饮很适用于风热感冒时饮用。

2. 风寒型感冒

风寒感冒是因风吹受凉而引起的感冒，秋冬发生较多。

临床症状：浑身酸痛、鼻塞流涕、咳嗽有痰，脉浮紧，舌苔薄白，舌质淡红。

膳食原则：疏风清热，辛温解表。

食养食疗小方：

葱白粥

原料：连须葱白 5 ~ 10 段（每段寸许，切细），粳米 50 克

制作：

1. 粳米洗净，加水煮成粥；

2. 粥煮好后加入连须葱白再煮片刻即可。

食法：趁热顿服

功效：散寒发汗、益胃补虚

方解：葱白性温、味辛，解表散寒。粳米性温，味甘，益胃，助阳发汗。两者合用，即发汗解表又益胃，尤其适用于年老体虚风寒感冒的患者。

姜糖大米粥

原料：大米 100 克，生姜 10 克，红糖 30 克

制作：

1. 大米淘洗干净，备用；

2. 老姜去皮，切片，入锅加水煮开后转小火煮 30 分钟，取姜汁备用；

109

3. 大米与姜水一同入锅中，水量不够再适量加水，用大火烧开；

4. 转小火煮至大米熟烂；

5. 加红糖调味即可。

食法：趁热服用

功效：驱寒、暖胃

方解：生姜性温味辣，含有姜醇挥发油等多种有益健康的成分，可增强血液循环。红糖有活血、暖胃的功效，适于风寒型感冒者食用。

豆豉葱白豆腐汤

原料：北豆腐 100 克，淡豆豉 10 克，葱白 20 克，盐适量，花椒油少量

制作：

1. 葱白洗净切成 5 厘米的长段，淡豆豉洗净，豆腐切成 2 厘米厚的片；

2. 淡豆豉放锅中，加水煮沸，改小火煮约 15 分钟；

3. 加葱段继续煮 10～15 分钟；

4. 用盐调味，滴入香油即成。

食法：趁热服用，也可佐餐做为汤菜食用

功效：解表、清热，和脾胃

方解：葱白可解表散寒。北豆腐营养价值高可补益体质。豆豉性平，味辛，也可散寒解表。三种食材搭配不仅清热散寒，还有补益功效。特别在风寒感冒时，食疗和调理的功效更显著。

芥菜姜汤

原料：鲜芥菜 200 克，生姜 20 克，植物油适量

制作：

1. 芥菜洗净，切段，生姜洗净，切细丝；

2. 锅中放入 1 大碗水（约 500 毫升），大火烧开后放少量（1 小勺）植物油；

3. 放入姜丝，加盖煮 5 分钟；

4. 继续放入芥菜，开锅后再煮 2～3 分钟；

5. 用盐调味即可。

食法：喝汤吃菜，连姜丝一起食用

功效：发汗散寒、开胃消食

方解：芥菜性温、味辛，归肺、胃经，有解毒消肿的功效。生姜的性味与芥菜相似，即性温，味辛，能发汗透疹、下气。用姜丝煮芥菜对患风寒感冒者，有较强促发汗和解毒的功效。

生姜薄荷粥

原料：生姜 20 克，鲜薄荷叶 3 克，粳米 50 克

制作：

1. 生姜洗净切成细末，薄荷叶洗净，备用；

2. 粳米加水煮粥至九成熟；

3. 把姜末、薄荷叶加入后再煮 10 分钟即成。

食法：趁热顿服

功效：发汗、散寒

方解：生姜性味温、辛，可助发散，薄荷叶可散风热。两种食材与粳米同煮成粥，不仅祛风散寒，又可补益身体，是风寒型感冒者的食疗饮食。

糯米南瓜粥

原料：糯米 50 克，粳米 50 克，南瓜 50 克

制作：

1. 糯米、粳米一同淘洗干净，南瓜去皮、籽后切成 2 公分大小的丁；

2. 所有原料一同入锅，加水，大火煮开；

3. 转小火煮 30 分钟至粥汁粘稠，离火。

食法：趁热服用

功效：健脾胃、补中气

方解：南瓜性温，味甘，营养丰富能补中益气。南瓜与糯米、大米一同熬煮成粥，营养成分可以更好的被吸收和利用，是补益身体的家常饮食。

红米牛里脊汤

原料：红米 50 克，牛里脊 200 克，盐、料酒、姜各适量，白胡椒粉、湿淀粉各少量

制作：

1. 牛里脊洗净后用清水浸泡半小时，除去血水；

2. 浸泡过的牛肉切薄片，用盐、料酒、湿淀粉抓匀腌制备用；

3. 红米洗净后加水煮至九分熟；

4. 姜切成末撒入粥中，煮开，再下腌好的牛里脊片，转大火煮开；

5. 关火，盐和白胡椒粉调味即成。

食法： 趁热喝粥，吃肉，也可做为加餐服用

功效： 温中、补气、强身

方解： 红米性温，味甘，归肝、脾经。牛肉性偏温，味甘，能益气养血，补脾胃。红米与牛肉煮成的粥，可有补气血、强体质的功效，对恢复体力有帮助。

感冒通鼻饮

原料： 葱白连须 3 根（长约 5 公分），去皮生姜 3 片，陈皮 1 个，红糖适量

制作：

1. 葱白、陈皮洗净（注意：葱白要连须一同使用，不要将须去除）；

2. 生姜去皮后切片，陈皮用水泡软；

3. 除红糖外的其他原料一同放在杯中，冲入沸水；

4. 加盖焖 10 分钟后加入红糖，搅动至糖化即可饮用。

食法： 趁热一次喝完

功效： 祛风寒、通鼻塞

方解： 连须葱白和去皮姜都有很好的散寒作用。陈皮又可健脾和胃，行气宽中。红糖既调味也有益气补血和暖身的作用。因此这款通鼻饮很适宜缓解和改善风寒感冒的病症。

3. 暑湿感冒

暑湿感冒是夏暑湿热时节人体感受了暑湿，又爱纳凉和饮冷，俗话称"贪凉"而至体内暑湿为风寒所遏，疏泄受阻而发病。

临床症状： 头痛、头重，常伴有发热无汗、鼻塞流涕，身体感觉困倦乏力，舌苔白腻，舌淡红，脉濡滑。

膳食原则： 清暑化湿

食养食疗小方：

绿豆粥

原料：绿豆 50 克，粳米 100 克，冰糖适量，水适量

制作：

1. 绿豆、粳米洗净，一同入锅中，加水大火煮开；

2. 转小火熬煮至豆烂米熟；

3. 加冰糖调味。

食法：趁热服用

功效：清热、去湿、解暑

方解：绿豆是清热祛暑佳品，与粳米共煮成粥可清热解暑还有补益的
功效。

扁豆花粥

原料：白扁豆花 15 克，粳米 100 克，水适量

制作：

1. 扁豆花洗净，控去水分；

2. 粳米加水煮成粥；

3. 粥成后加扁豆花再煮几分钟即可。

食法：趁热服用，也可做为三餐间的加餐经常服用

功效：化湿、健脾、和胃

方解：扁豆花性平，味甘、淡，可清暑化湿和胃，与粳米搭配煮粥既去
暑、利水又有很好的和胃补益作用。

荷叶菊花薏米汤

原料：鲜荷叶一张（或干荷叶 12 克），菊花 12 克，薏米 30 克

制作：

1. 荷叶、菊花分别用清水冲洗干净，薏米淘洗干净；

2. 荷叶剪（或切）成小块与菊花、薏米一同入锅中；

3. 加水煎煮，大火烧开后转小火煮 10 分钟；

4. 去渣取汁。

食法：代茶饮

功效：清暑、散风、祛湿

方解：荷叶可利湿、解暑。菊花散风清热，还可清肝明目，与薏米配伍更增强了利尿祛水的功效。孕妇及便秘、遗尿患者不易食用。

藿香叶粥

原料：鲜藿香叶 20 克，粳米 100 克

制作：

1. 藿香叶加 1 碗水煎煮 10 分钟，去渣取汁；

2. 粳米淘洗干净后加水煮成稠粥；

3. 粥成后加入藿香汁再煮沸即可。

食法：稍凉后趁热食用，藿香汁也可加糖调味后直接饮用。

功效：解表、祛暑湿

方解：藿香为治疗暑湿证要药，辛散发表而不峻烈，微温化湿而不燥热，既解表邪又可化内湿。鲜品芳香化湿作用更强。

酿冬瓜

原料：小冬瓜一个（约 500 克），海米 10 克，猪肉末 10 克，香菇 20 克，香油、味精、盐、淀粉各适量

制作：

1. 海米用温水泡发，切碎，香菇洗净切细丁，备用；

2. 肉末用盐、味精、麻油拌匀后加入香菇丁、海米碎拌成馅；

3. 冬瓜洗净外皮，切去顶（备用），取出籽和瓤；

4. 放入拌好的肉馅，切下的顶重新盖上；

5. 入蒸锅蒸 15～20 分钟至全熟；

6. 取出，装盘。

食法：稍凉后即可食用

功效：补气虚、祛暑湿

方解：冬瓜能泻热利水，是清暑除烦的良品。海米有补气作用，适用于暑多伤气。香菇、猪肉亦有补中益气的功效。

糖醋藕片

原料：鲜莲藕 200～300 克，盐、糖各 1 大勺、醋 1 小勺、麻油适量

制作：

1. 鲜莲藕洗净，切薄片；

2. 锅中烧开水，莲藕快速焯烫，捞出立刻入冰水过凉；

3. 盐、糖、醋调成碗汁；

4. 过凉水后的藕片控干水分，加入调好的碗汁拌匀；

5. 淋上麻油即成。

食法：佐餐小菜或两餐间的加餐

功效：凉血散淤，止渴除烦

方解：生莲藕性微寒涩，味甘，适宜夏季清暑降火食用。注意焯烫时要大火、快速，避免将藕煮熟，其功效会有损失。

拍黄瓜

原料：黄瓜两条（300～400 克），大蒜 2 瓣，盐、糖、醋、麻油各适量

制作：

1. 黄瓜用刷子洗净外皮，切去两头的顶部；

2. 用刀将黄瓜拍松，切成半寸长的段，大蒜切细末；

3. 盐、糖、醋、大蒜末调成碗汁；

4. 将碗汁淋在黄瓜上，拌匀；

5. 淋麻油，即成。

食法：佐餐

功效：清热解暑，利水祛湿

方解：黄瓜性凉偏寒，味甘，可祛湿、和胃降逆。《日用本草》载：黄瓜有"除胸中热，解烦渴。"的功效，暑热时食用可解毒止渴。

苦瓜瘦肉汤

原料：鲜苦瓜半条，瘦猪肉 50 克，盐少量

制作：

1. 苦瓜洗净，去瓤、籽，切片；

2. 瘦猪肉切片与苦瓜同入锅中，加适量清水大火烧开；

3. 转小火煲半小时至肉熟；

4. 盐调味。

食法： 喝汤吃瓜和肉

功效： 清暑解毒，利湿和中

方解： 苦瓜性寒，味苦，可清暑涤热。瘦猪肉能养血、生津、润燥，苦瓜与瘦猪肉同食可祛暑也可补气养胃。

4. 咳嗽

咳嗽是肺系疾病的常见症状，多见于呼吸道感染及急、慢性支气管炎、鼻窦炎、肺炎、支气管扩张等疾病。咳嗽发生的原因分外感和内伤两大类，无论哪种类型的咳嗽均可以通过饮食调整症状。

临床症状：分风寒型与风热型两种。

风寒型：头痛，自汗恶风，鼻塞涕流，咳嗽不已；

风热型：咳嗽，咳痰黄稠或间发风热，头痛咽痛，汗出口干，舌苔淡黄，脉浮数。

膳食原则：实热者宜清淡、忌厚味油腻；属虚者宜清补；属寒者，宜温肺止咳化痰。

食养食疗小方：

青龙白虎汤

原料： 青橄榄6粒，白萝卜200克，瘦猪肉50克

制作：

1. 青橄榄用盐搓洗表面，再用水冲洗干净；

2. 萝卜洗净后切片，备用；

3. 瘦猪肉切成小丁，青橄榄断腰切成两瓣；

4. 瘦猪肉、青橄榄、白萝卜一同放入一个大碗中，再加1碗开水；

5. 把放原料的碗用保鲜膜封住，入蒸锅，大火蒸至上气，转小火慢蒸3～4小时；

6. 用盐调味即可。

食法： 趁热喝汤吃萝卜和肉

功效： 清咽除烦，利肺化痰

方解： 青橄榄性平温，味甘、酸、涩，入肺、胃经，有"肺胃之果"的

116

美誉。《滇南本草》载"治一切喉火上炎"。白萝卜性凉，对咽喉炎、咳嗽、咳痰等都有很好的食疗效果。

红糖姜枣汤

原料： 鲜姜 15 克，红枣、红糖各 30 克

制作：

1. 鲜姜洗净，去皮，切片；

2. 红枣、红糖和姜片同入锅，加三碗水煎至只剩下多半碗时离火；

3. 去渣留汁。

食法： 趁热服下，每日三次，服后微出汗即愈

功效： 驱风散寒，治伤风咳嗽

方解： 姜的性味温、辛，可散寒发汗，红枣、红糖可暖身、补气，姜和红枣合食对风寒型咳嗽有食疗效果。

白萝卜蜂蜜

原料： 白萝卜 1 个，蜂蜜 30 克，白胡椒 3~5 粒（压碎），麻黄 2 克

制作：

1. 白萝卜洗净，切片放入碗中；

2. 加蜂蜜、白胡椒、麻黄上锅蒸半小时；

3. 取出稍凉即可服用。

食法： 趁热服下，卧床见汗即愈

功效： 发汗散寒，止咳化痰

方解：《本草纲目》中称白萝卜为"蔬中最有利者"。与蜂蜜配食对症咳嗽、咳痰最为有效。麻黄的性味温辛，归肺经，有发汗解表，宣肺平喘的作用。

苏子茯苓薏苡仁粥

原料： 苏子 15 克，薏苡仁（薏米）60 克，茯苓粉 15 克

制作：

1. 薏似仁洗净后用清水泡半天；

2. 苏子用纱布包好；

3. 泡过的薏苡仁、苏子包一同放入锅中，加入茯苓粉和适量水大火煮开；

4. 转用小火煮成粥，取出苏子包即可食用。

食法： 趁热服用

功效： 和胃降气，利水去湿

方解： 苏子可降气消痰，平喘，薏苡仁可去湿除风，茯苓有利水渗湿的功效且药性平和。几位合食，食疗效果更佳。

香菜汤

原料： 香菜 30 克，饴糖 30 克，大米 100 克

制作：

1. 香菜洗净，切寸段；

2. 大米淘洗干净，加水煮成粥；

3. 取三大勺大米汤与香菜、饴糖搅拌后蒸 10 分钟即成。

食法： 趁热服下，注意避风寒

功效： 发汗透表，消食下气

方解： 香菜性味温、辛，归肺、脾经，对伤风感冒引起的咳嗽有食疗效果。

茼蒿汤

原料： 鲜茼蒿菜 90 克，冰糖适量

制作：

1. 茼蒿菜洗净，加水煮开；

2. 加冰糖待溶化后即可食用。

食法： 趁热分两次服用

功效： 安神、清肺

方解： 茼蒿味甘，性平，可润肺、消痰、止咳，还有清热除烦的作用。夏季经常感到肺热痰多者食用有效。

薄荷饮

原料： 鲜薄荷叶 30 克

制作：

1. 鲜薄荷叶洗净，放入杯中；

2. 用沸水冲入，焖 5 分钟后即可。

食法：温热代茶饮用

功效：疏风散热

方解：薄荷味辛，性凉，适于疏散外感风热。薄荷可清上化痰，利咽喉，治风热。风热感冒咳嗽或肺热咳嗽时，以薄荷代茶饮较为适宜。

冰糖无花果汤

原料：无花果 15 克，冰糖适量

制作：

1. 无花果洗净，加冰糖和水煮开后转小火炖煮至无花果软烂；

2. 稍冷却后即可食用。

食法：食无花果，喝汤

功效：祛痰理气

方解：无花果性平，味甘，能清肺热、化痰。有肺热咳嗽多痰者适宜食用。

3.3.2　反复性口腔溃疡的调养及食方

反复性口腔溃疡又称复发性口疮，是口腔疾病中的常见病。该病的病因复杂，除去个人卫生及生活习惯等因素外，有一些疾病如糖尿病、高血压、免疫系统或消化系统的疾病也都可能对发病有直接影响。而且，日常膳食中长期主食过于精细，蔬果摄入量过低可能造成人体的维生素缺乏，也是引发该症的重要原因。从饮食方面进行调养可以辅助防止本病复发，对进一步根治病症有益。

临床症状：该病以口唇、舌、颊黏膜反复发生大小不等的溃疡为特点，口腔两颊糜烂并伴有疼痛、口舌干燥、局部灼热等。溃疡面受刺激即疼痛难忍，有时还会影响正常的生活和进食。

膳食原则：主食多样，粗细搭配。长期吃精白米、面，容易造成 B 族维生素的缺乏，易生成口疮。所以膳食中应该是"食不厌粗"。根据肠胃的适应能力尽可能多的选择含膳食纤维丰富的薯类、豆类等五谷杂粮。蔬菜每日摄入量不低于 500 克并以绿叶菜为主，品种丰富多样。水果可多选择水含量丰富、口感清淡的品种如苹果、梨、西瓜、橙子等。少食油腻、煎炸、味厚的食物。

忌食辛辣、刺激以免生湿热而诱发或促使口腔溃疡的发生。

食养食疗小方：

甘露饮

原料：生地 30 克，麦冬 15 克，石斛 20 克，茵陈、藿香、薄荷各 10 克，甘草 6 克

制作：

1. 所有原料用砂锅煮开，转小火继续煎 15 分钟；

2. 滤出药汁，加水二煎，同样取汁；

3. 两次药汁合并，弃渣。

食法：温热时代茶饮，每日 1 剂，连饮 5 天

功效：清热解毒、养阴生津

方解：生地、麦冬、石斛、茵陈都属清热、养阴类药材，几位合用药性更加全面。藿香还可解暑止呕、抗真菌，薄荷有散风清热的作用。这道甘露饮对舌腻的口疮有良效。

双花饮

原料：金银花 10 克，野菊花 10 克

制作：

1. 两种花一同放入杯中；

2. 加入开水冲泡，加盖焖 10 分钟；

3. 稍温凉即可饮用

食法：代茶饮，也可用以漱口，连饮一周

功效：清热解毒

方解：金银花性味甘、寒，被誉为清热解毒的良药。野菊花属微寒，可散风热，消肿毒。用这两种花制成代茶饮，有促进溃疡愈合的功效。

生地莲心饮

原料：生地 10 克，莲子心 6 克，生甘草 3 克

制作：

1. 三种原料一同用砂锅煎煮 30 分钟，取汁；

2. 再加水，同样煎煮 20 分钟，取汁；

3. 两次的汁液合并。

食法：分三次饮用，一日服完，连饮三天

功效：清热、祛燥、安神

方解：生地可清热生津，莲子心有强心安神的作用，两位配伍可祛暑燥，降心火。对舌尖特红、尿黄、口舌糜烂或溃疡有疗效。

菠菜猪肝汤

原料：鲜猪肝 100 克，菠菜 100 克，盐、料酒、淀粉各适量，麻油少量

制作：

1. 猪肝洗净，去筋，切片用盐、料酒、淀粉抓匀；

2. 菠菜洗净（可留红根），用开水焯烫，切寸段；

3. 锅中放水，烧开；

4. 猪肝用开水快速焯烫后捞起；

5. 锅中的水去浮沫后下菠菜，再开锅时下猪肝；

6. 用盐调味，淋麻油即可。

食法：汤、菜和猪肝一次吃完，可连吃三天

功效：益气、补血、强身

方解：猪肝中的铁含量高且易于人体吸收，猪肝中还有多种维生素，是营养比较全面的补益食物。菠菜中的叶酸和膳食纤维也是人体需要的重要营养成分。这道汤菜对营养缺乏的口腔溃疡有效。

炒青白龙

原料：绿豆芽 250 克，韭菜 30 克，盐、油各适量

制作：

1. 绿豆芽掐去头、尾，洗净后用清水浸泡 10 分钟，捞出沥水；

2. 韭菜择洗干净，切寸段；

3. 锅置火上，锅热下油，油热下几根韭菜爆出香味；

4. 下豆芽翻炒至断生；

5. 剩余的韭菜下锅，快速翻炒均匀；

6. 用盐调味，出锅。

食法：佐餐食用

功效：清热消暑，解毒利尿

方解：绿豆芽性味寒凉，可祛暑气。韭菜有温中的功效，还有一定的膳食纤维。韭菜与绿豆芽搭配有利于食物的性味平和。绿豆芽中丰富的维生素 C 可帮助人体提高免疫力和预防口腔溃疡。

绿豆蛋花汤

原料：绿豆 50 克，鸡蛋 1 个，盐（或糖）适量

制作：

1. 绿豆洗净，加水煮至 9 分熟（豆软烂但没开花）；

2. 鸡蛋在碗中打散；

3. 呈线状淋入绿豆汤中成蛋花状；

4. 盐或糖调味。

食法：一次服完，早、晚各 1 次

功效：清热解毒，利水消肿

方解：绿豆性寒，味甘，可清热解暑。鸡蛋打成蛋花更利于营养吸收。这道汤对口腔扁平苔癣有食疗功效。

竹心粥

原料：新鲜竹叶卷心 15 克（或干品 8 克），石膏 30 克，粳米 100 克，冰糖适量

制作：

1. 粳米洗净，加入石膏和水煮成粥；

2. 新鲜竹叶卷心洗净后加入；

3. 继续煮 10 分钟；

4. 加入冰糖，待冰糖溶化即可食用。

食法：1 次服完

功效：利尿、生津、解暑

方解：竹叶清心除烦，石膏清热泻火，粳米、冰糖益胃健脾。这道粥适宜口腔溃疡红肿、口臭干渴、心神烦燥者食用。

萝卜藕汁

原料：生白萝卜 1 个，鲜藕一段

制作：

1. 白萝卜、鲜藕分别洗净，切块；

2. 用榨汁机绞汁，去渣；

3. 用榨出的汁含漱，也可饮用。

食法：每次 50 毫升，每日 3 次，连用 4 天

功效：降火清咽，清除口腔细菌

方解：白萝卜中的植物化学成分萝卜硫素有很好的杀菌作用。鲜藕可消除或减弱人体的多种火热证，对帮助溃疡复原有益。

3.3.3 代谢综合症的调养及食方

代谢综合症是人体多种代谢异常的病理状态，可导致糖尿病、高血压、心脑血管疾病的发生，是影响人体健康的重要致病因素之一。代谢综合症引发的不同症状是人体代谢异常的结果，通过饮食调养帮助机体恢复正常的机能，是代谢综合症治疗和控制过程必不可少的内容。

1. 糖尿病

糖尿病是一种以高血糖和糖尿为特征的疾病，是因代谢紊乱形成血管、神经并发症的结果。饮食对糖尿病人病情的控制极为重要，如果不加以控制，糖尿病可能会出现多种急、慢性并发症。可以说，没有合理的饮食就不会有糖尿病的满意控制。饮食控制是糖尿病人终生不可忽视的生活内容。

饮食原则：每日摄入的热量需要总量控制，特别要限制产能高手"脂肪"的摄入量。主食中粗粮应占有一定比例，保证膳食中复杂碳水化合物的摄入量。膳食中复杂碳水化合物主要是膳食纤维和果胶、木质素等人体不易消化和吸收的成分。复杂碳水化合物有利减缓餐后血糖的升高，多存在于粗粮和蔬果中。主食中含复杂碳水化合物较多的种类有薯类、豆类及多种五谷杂粮。而精制粮谷中的膳食纤维含量很低。除此之外，日常饮食要保持低糖、低盐，注意适量多选择富含维生素的食物，保证营养充足且平衡。

饮食方式可采用少食多餐或在正餐间适当加餐的方式，减缓饥饿感帮助达到平缓血糖和控制进食量的目的。

糖尿病患者在控制饮食的同时需要特别注意低血糖症。低血糖症一旦发

生，要立即采取应对措施。立即补"糖"，快速增高血糖水平，是应对低血糖症的主要方法。普通饮料（市售果汁、含糖饮料）、糖果、糖水都是适宜快速补糖的食物选择。

临床症状："三多一少"，即多尿、多饮、多食并伴有体力和体重下降。

食养食疗小方：
凉拌燕麦面
原料：燕麦粉 50 克，普通面粉 50 克，黄瓜 100 克，盐、鸡精、醋、酱油、香菜碎、蒜末各适量，香油半勺，橄榄油半勺

制作：

1. 燕麦粉加普通面粉混合后加水和成光滑的面团，盖保鲜膜饧 20 分钟；
2. 黄瓜洗净，切丝；
3. 饧好的面团擀开成薄片后切成细丝（面条）；
4. 锅中烧水，水开下入切好的面条煮熟；
5. 捞出，过凉水后控干水分；
6. 盐、鸡精、醋、酱油调成碗汁；
7. 面条放入大碗中，放黄瓜丝，浇上碗汁；
8. 撒香菜碎、蒜末，淋香油和橄榄油；
9. 吃前拌匀。

食法：正餐食用
功效：辅助降脂、平缓血糖
方解：燕麦中的蛋白质含量高且质量优，是营养丰富的主食品种。燕麦中的可溶性膳食纤维丰富，可减缓食物排空的速度，特别做为主食食用有助于糖尿病患者的血糖控制。

青菜虾皮粥
原料：大米 50 克，虾皮 5 克，菠菜 100 克，盐适量、香油数滴
制作：

1. 大米淘洗干净，加水煮沸；
2. 虾皮用清水洗后，下入锅中一同煮至粥 9 成熟；
3. 青菜洗净，切寸段下入粥中，转大火煮开；

124

4. 加盐调味，滴入香油即成。

食法： 代替正餐 1/3 主食量食用。但粥食易使血糖升高，所以不宜空腹喝粥，做为一餐中的干稀搭配，可先进食其他主食后再少量喝粥为好。

功效： 开胃，补钙

方解： 虾皮中的钙含量高，对胰岛素合成和分泌有效，青菜中的维生素和膳食纤维对控制血糖有一定作用。

山药炖猪肚

原料： 猪肚 1 个（约 500 克），山药 50 克，盐、葱段、姜片各适量

制作：

1. 猪肚洗净，入开水锅煮开后捞出；
2. 重新起锅加入开水，下葱段、姜片和猪肚一同炖煮至肚熟；
3. 猪肚取出切块，山药洗净也切滚刀块，两种原料一同下锅煮至山药熟软；
4. 盐调味即可。

食法： 温热食用，代替部分主食

功效： 益气养阴，补脾胃

方解： 山药性味甘淡而微寒，有补益和固精的功效，为常用利水渗湿药材。山药中还有丰富的膳食纤维对控制血糖有一定益处。猪肚味甘，性温，蛋白质含量高，也可补脾益胃、安五脏、补虚损。这道汤菜滋养肺肾，适合做为消渴多尿、气短等症的调理膳食。

香菇西兰花

原料： 鲜香菇、西兰花各 150 克，盐 3 克，葱花适量，植物油 1 小勺

制作：

1. 鲜香菇洗净，去柄，西兰花洗净后用手掰成小朵；
2. 锅中烧开水，将西兰花和香菇分别焯烫后捞出，过凉水；
3. 炒锅加热，放油，油热后下葱花爆香；
4. 继续下香菇、西兰花快速翻炒；
5. 用盐调味。

食法： 佐餐

功效：补充营养，平缓血糖

方解：香菇含有丰富的 B 族维生素，对控制血糖水平有益，香菇中还有丰富的膳食纤维，可防止脂肪沉积。西兰花又名花椰菜，是维生素 C 含量丰富的蔬菜，西兰花的热量低，饱腹感强，这是一道降糖又营养丰富的菜肴。

黑木耳炒胡萝卜丝

原料：胡萝卜 250 克，水发黑木耳 50 克，葱花适量，盐、植物油各适量

制作：

1. 胡萝卜洗净，切丝；

2. 水发黑木耳洗净、去蒂，切丝；

3. 锅置火上，锅热，下油，油热下葱花爆香；

4. 继续下胡萝卜丝，翻炒后沿锅边加 2 小勺清水，盖锅盖焖 2 ~ 3 分钟；

5. 待胡萝卜变软后下黑木耳丝炒匀；

6. 盐调味；

7. 出锅，装盘。

食法：佐餐

功效：益肝明目，健脾宽肠，增强免疫

方解：胡萝卜中的胡萝卜素在人体内可转换成维生素 A，而维生素 A 可辅助控制血糖水平。黑木耳中的甘露聚糖、木糖和膳食纤维也可有效减缓血糖波动。

香干白菜

原料：大白菜 150 克，白豆腐干 25 克，水发黑木耳 10 克，葱花、姜丝、盐各适量，植物油 1 大勺

制作：

1. 大白菜择洗干净，斜刀片成片；

2. 豆腐干洗净也斜切成片，黑木耳用手撕成小块；

3. 炒锅置火上，锅热，下油；

4. 油热下葱花、姜丝爆香，下豆腐干、黑木耳炒匀；

5. 继续下白菜炒至白菜断生；

6. 盐调味，再翻炒均匀即可。

食法：佐餐食用

功效： 清胃宽肠，平缓血糖

方解： 这道菜的特点是热量低、营养高。大白菜中的维生素 C 含量高，还有丰富的膳食纤维，对胃肠道健康和平缓血糖有益。豆腐干中的大豆蛋白是人体需要的优质蛋白。黑木耳中的甘露聚糖、木糖等可减缓血糖波动，对调节胰岛素分泌有一定帮助。

韭菜炒鳝鱼丝

原料： 韭菜 300 克，活鳝鱼 200 克，蒜末、姜丝、盐、白胡椒粉各适量，料酒 1 大勺，植物油 1 大勺

制作：

1. 鳝鱼宰杀后去内脏，冲洗干净，取肉切丝；
2. 韭菜择洗干净，切寸段；
3. 炒锅置火上，锅热，倒入植物油；
4. 油热下鳝鱼丝快速翻炒几下，沿锅边烹入料酒；
5. 加蒜末、姜丝继续炒出香味；
6. 下韭菜段炒均匀；
7. 用盐、白胡椒粉调味，出锅。

食法： 佐餐食用

功效： 凉血祛风，补脑明目

方解： 鳝鱼中有丰富的蛋白质和卵磷脂，有补脑健身和增进视力的功效。鳝鱼中的鳝鱼素有调节血糖的作用，适合糖尿病人食用。

冬瓜海带汤

原料： 冬瓜 150 克，海带 50 克，盐、葱末各适量

制作：

1. 冬瓜洗净，去皮、瓤，切片；
2. 海带泡软，洗净，切丝；
3. 锅置火上加适量清水，放入海带丝煮沸，转小火煮至海带变软；
4. 下冬瓜一同煮至冬瓜熟透（透明状）；
5. 盐调味，撒葱末。

食法： 佐餐或做为汤菜食用

功效： 降压降脂，改善代谢

方解： 冬瓜属低钠含量食物，高血压患者食用对血压的控制有利。海带中的褐藻酸钠可提高糖尿病患者对胰岛素的敏感性，降低空腹血糖。此外，海带含碘丰富，可促进胰岛素分泌和葡萄糖的代谢。冬瓜与海带同烹适合糖尿病人食用，但一次食用不宜过多，适量即可。

2. 高血压

饮食对高血压患者的生理调节作用有药物不能替代的作用。高血压患者膳食控制的目标主要是降低血压，预防冠心病和中风的发生。合理膳食同时养成好的生活习惯，不仅可以降低高血压的发病率也是控制和缓解病情不可忽视的重要环节。

饮食原则： 高血压患者的日常饮食应以低盐、低脂、低胆固醇、低热量为准则。提倡吃全谷、薯类和杂粮，多吃绿叶蔬菜和新鲜水果。膳食脂肪多以不饱和的植物油为主，减少和控制饱和脂肪含量高的肥肉和油脂的摄入。适当选择低脂肪、优质蛋白质、低胆固醇的动物类食物。胆固醇摄入控制在每日300mg 以下。膳食中多选择钙含量高的食物。钙质不仅是骨骼健康的保证还有降压功效，钙对血管保护有直接作用。

刺激性食物尽量少食或忌食，如浓咖啡、浓茶、烈性酒等。高度烈酒的刺激性很强，已被认为是高血压的诱发因素，高血压患者应戒酒。生活中要保持良好的心态和规律的生活，有利于血压平稳。高血压患者最好在每日清晨醒来后先喝一杯温开水，不仅可以帮助利尿、排便，还可预防和减缓高血压、动脉硬化对身体的影响。

不合理的饮食结构与高血压的发病直接相关。膳食结构不合理，会加重高血压患者的病情。因此，高血压患者应该重视日常饮食，这也是有效控制病情的重要环节。

临床症状： 时有头疼、头晕、耳鸣、失眠口渴、肢体麻木，严重时上述症状可能经常、重叠出现。体形呈中间部位肥胖的枣核型，俗称"大肚腩"的人群中，患高血压的几率更高。

食养食疗小方：

八宝粥

原料： 大米、高粱米、红豆、绿豆、莲子、桂圆肉、花生米、核桃仁各

30 克

制作：

1. 所有原料洗净，高粱米、红豆、绿豆、莲子用清水浸泡 2 小时；

2. 浸泡后的原料放入锅中加水煮沸，转小火继续煮至所有原料都熟软；

3. 加入大米、花生米、核桃仁、桂圆肉继续煮 30 分钟即成。

食法：可做早餐也可做为正餐食用

功效：清心养脾胃，降脂清血管

方解：豆类、高粱米属五谷杂粮，蛋白质丰富且膳食纤维含量高对保护血管有益。莲子、桂圆肉可以提高身体的免疫力，这种豆杂粮混合熬煮的粥营养丰富对防治高血压、高脂血症有一定帮助。

醋泡黑豆

原料：黑豆 150 克，食用醋（白醋除外）适量

制作：

1. 黑豆洗净，沥去水，晾干；

2. 黑豆放入炒锅中炒干至豆皮爆裂后再继续小火炒 5 分钟；

3. 出锅，晾凉；

4. 炒干的黑豆放入干净有盖的瓶中，加醋，醋量要没过黑豆；

5. 放置 2 周左右至黑豆把醋吸干；

6. 吃的时候用干净勺子取出，剩下的仍密封保存。

食法：佐餐或做零食食用均可，还可以搭配拌凉菜，每次 1 小勺。避免醋酸引起胃肠不适，根据个人情况酌量食用。

功效：软坚，开胃，补益

方解：黑豆中有卵磷脂和 B 族维生素及钙、钾等多种矿物质，还有丰富的膳食纤维。食用醋有软坚的作用，用醋泡过的黑豆不仅营养丰富，对便秘、高血压和高脂血症有改善作用。

花生米炒芹菜

原料：芹菜 250 克，花生米 50 克，干辣椒 1 个，盐、植物油各适量

制作：

1. 花生米用开水泡 5 分钟至表皮有皱纹；

2. 去除水分，沥干后的花生米平铺在盘中，用微波炉高火加热 2 分钟；

3. 取出花生米翻动后再次入微波炉加热（方法与前次相同）至花生米有香气；

4. 芹菜洗净连叶一同切成 1 公分的小丁，干辣椒切成段；

5. 炒锅置火上，锅热下油，油热后下干辣椒段爆香；

6. 下芹菜翻炒均匀后用盐调味；

7. 加入花生米，炒匀；

8. 出锅。

食法： 佐餐

功效： 安神、降压，消食、通便

方解： 芹菜有降压能手之称，有明显的降压作用和安定情绪、消除烦燥的功效。芹菜中膳食纤维含量高还有类黄酮等植物活性成分，可以改善人体的微循环，对体质调节有帮助。花生的营养丰富，还可以提高口感，为这道降压消食菜肴增色也增味。

西兰花炒虾仁

原料： 西兰花 200 克，鲜虾仁 100 克，蒜末少量，湿淀粉、料酒、盐、油各适量

制作：

1. 西兰花去粗茎，掰分小朵，洗净；

2. 虾仁洗净，去沙线，用盐、料酒、湿淀粉抓匀；

3. 锅中放水，水开下西兰花，再开锅时捞出，继续下虾仁焯烫后捞出，沥水；

4. 炒锅置火上，锅热下油，油热下蒜末爆香；

5. 下西兰花翻炒后用盐调味；

6. 加入虾仁，炒匀即可。

食法： 佐餐

功效： 化瘀、排毒，降血糖

方解： 西兰花中膳食纤维丰富，能有效促进肠胃蠕动对保持血管健康有益。虾仁是高蛋白低脂肪的食物，西兰花与虾仁搭配有营养互补的作用。这道菜适于高血压患者食用。

兔肉炖南瓜

原料：兔肉50克，南瓜250克，葱花、姜片、盐、植物油、鸡精各适量

制作：

1. 兔肉洗净，切块；

2. 南瓜去皮、籽，洗净，切厚片；

3. 炒锅置火上，锅热下油，油热下葱花、姜片爆香；

4. 放入兔肉炒至肉变色；

5. 加入南瓜，翻炒均匀后加水炖至兔肉和南瓜都熟透；

6. 用盐、鸡精调味即可。

食法：佐餐

功效：补中益气，养阴凉血，降血糖

方解：兔肉有高蛋白低脂肪的特点，所含脂肪和胆固醇都低于其他肉类。常吃兔肉对防止动脉硬化和预防心脑血管疾病的发生有益。南瓜中的葫芦巴碱、类胡萝卜素及多糖成分对糖尿病、高血压等症有较好的防治功效。

平菇炒小油菜

原料：平菇150克，小油菜300克，葱花、油、盐各适量

制作：

1. 平菇洗净过开水焯烫，捞出，快速过凉水；

2. 小油菜洗净，每片菜叶用小刀纵向分成2～3片；

3. 炒锅置火上，锅热下油，油热下葱花爆香；

4. 下平菇翻炒几下后下油菜炒至断生；

5. 盐调味，再炒2分钟即可出锅。

食法：佐餐

功效：舒筋活络，降压减脂，补钙强体

方解：平菇中有丰富的蛋白质和多种微量元素，还有植物多糖成分和丰富的膳食纤维，有降脂、降糖和补充营养的作用。油菜中的钙含量高，对平稳血压有益，这两种食材搭配食用可平稳血压、利于人体免疫力的提高。

山药红豆糕

原料： 山药 300 克，红豆馅适量

制作：

1. 山药洗净，切段上锅蒸熟；

2. 蒸熟的山药去皮后放入食品袋中，用擀面棍压成山药泥；

3. 取 1/2 山药泥在保鲜膜上用手整形成 1 公分厚的长方形片；

4. 均匀铺上红豆馅；

5. 另 1/2 山药泥同样压成片，盖在红豆馅上；

6. 切块，食用。

食法： 早餐、加餐、正餐都可食用

功效： 健脾益胃，助五脏、强筋骨，疏风清热

方解： 红豆中蛋白质和膳食纤维丰富，可以有效提高人体免疫力。山药中有大量黏液蛋白、维生素及微量元素。能有效阻止血脂在血管壁的沉积，预防心血管疾病。山药中的膳食纤维易使人产生饱腹感，利于减肥和控制体重，从而达到控制血压的目的。

菊果降压茶

原料： 杭白菊 3 克，山楂 15 克，甘草 3 克

制作：

1. 三种原料一同放入杯中，冲入沸水；

2. 焖 1 分钟后去水；

3. 再次冲入沸水，焖 10 分钟即可饮用。

食法： 代茶饮，可反复冲泡

功效： 降压、健脾、生津

方解： 山楂中的维生素 C 和钙含量都比较高，对降压有益。杭白菊也可清热降压。甘草有清火解毒的功效。这道茶可辅助清热、通血脉和降低患心血管疾病的风险。

3. 高尿酸血症和痛风

人体中嘌呤代谢的最终产物是尿酸，嘌呤代谢紊乱造成血尿酸浓度异常升高，即为高尿酸血症。尿酸沉积于关节中，引起关节损害和疼痛，即为痛风。因此，高尿酸血症是痛风的发病基础。但这并不一定以导致痛风，只有尿酸盐

在机体组织中沉积下来造成损害才出现痛风。血尿酸水平越高，未来 5 年发生痛风的可能性也越大。

饮食原则：高尿酸血症和痛风病人的膳食目标是减少内源性和外源性尿酸的生成数量，保证尿酸的顺利排泄。同时尽可能预防各种与肥胖相关慢性疾病的发生。饮食宜以"三低一高"为原则，即低嘌呤、低热量、低脂低盐、高饮水量。每日摄入的热量做好总量控制，最好略低于推荐摄入的热能值，以便帮助控制体脂肪的囤积。但热量摄入量也不可减少过快、过多避免引起体内整体的代谢紊乱。

嘌呤代谢紊乱是高尿酸和痛风患者发病的直接病因之一。因此膳食中需限制嘌呤类食物的摄取，特别在急性期与缓解期更为重要。目的是减少外源性致病成分的摄入，降低血清尿酸水平。这对于防止或减轻痛风急性发作，减轻尿酸盐在体内的沉积，预防尿酸结石形成具有重要意义。根据食物含嘌呤的多少可将食物分为高嘌呤、中高嘌呤、低嘌呤和极低嘌呤四类，举例如下：

高嘌呤食物，嘌呤含量 > 150mg/100g。鱼卵、动物的肝、肾、心、脑、胰等。浓肉汤、沙丁鱼、凤尾鱼、久煮的火锅汤还有酒（特别是啤酒）和酵母都是高嘌呤食物。

中高嘌呤食物，嘌呤含量 75 ~ 150mg/100g。大部分淡水鱼肉（鲤鱼、草鱼、鲫鱼等）、贝类（蚝、牡蛎、蛤子、蚬、淡菜、干贝）、牛舌、鸡、鸭、鹅、黄豆、扁豆和其他干豆类等。

低嘌呤食物，嘌呤含量 30 ~75mg/100g。芦笋、青豆、鲜豌豆、各种嫩豆荚、黄豆芽、菜花、菠菜等绿叶菜和蘑菇等菌类，鲑鱼、金枪鱼、龙虾、鸡肉、花生、发酵面食品等也属低嘌呤食物。

极低嘌呤食物，嘌呤含量 <30mg/100g。奶类、蛋类、豆腐、豆腐干、豆浆、精白大米、精白面粉、玉米、除豆类外的各种浅色蔬菜、薯类和各种水果。

高嘌呤食物在急性期应禁食。这类病人可以用牛奶、鸡蛋为膳食中主要的优质蛋白质来源。精白面、米为热量的主要来源。选择含嘌呤低的蔬菜和水果食用，同时限制脂肪的摄入量。缓解期病人的食物选择经医生允许后可适量增加一些中高嘌呤和低嘌呤食物。但需继续维持理想体重，避免体重增加，同时仍然需要限量脂肪的摄入。

临床症状：无症状高尿酸血症是指患者仅有高尿酸血症（男性和女性血

尿酸分别为 > 420μmol/L 和 > 360μmol/L），无关节炎、痛风石、尿酸结石等临床症状。痛风患者则可有关节肿痛、白细胞增多、高尿酸血症、疲劳等症。

食养食疗小方：

薏米龙眼粥

原料：薏米、大米各 50 克，龙眼肉 10 克

制法：

1. 薏米淘洗干净后用清水浸泡 2 小时，大米淘洗干净；

2. 两种米一同入砂锅中，加 10 倍水，大火煮沸后转小火煮 30 分钟至粥呈黏稠状；

3. 加入龙眼肉再煮 10 分钟，离火；

4. 稍降温后即可服用。

食法：趁热食用

功效：利水，开胃，止渴，安神

方解：薏米可除湿去水，有利于尿酸排出。龙眼是滋补佳品，可开胃益脾，养血安神，生津止渴。薏米与龙眼搭配食用对尿酸患者有很好的滋补和保健功效。

米汤蒸蛋羹

原料：鸡蛋 1 个，米汤适量（10 克大米加水煮成，取米汤），盐少量、生抽 1/2 小勺、香油（或橄榄油）1/2 小勺，小香葱末少量

制法：

1. 大米淘洗干净加水煮开，转小火煮 10 分钟；

2. 取米汤 1 小碗，晾凉，备用；

3. 鸡蛋在碗中打散，用少量盐加底味再加入米汤调匀；

4. 蒸锅开锅后入锅蒸约 10 分钟，蛋液凝固即可；

5. 浇生抽、香油，撒上香葱末，完成。

食法：佐餐或做为两餐间的加餐

功效：补中益气，健脾养胃，强筋骨

方解：米汤溶入了大米中的 B 族维生素和其他水溶性营养成分。鸡蛋是优质蛋白质的来源，二者均属极低嘌呤食物，适宜痛风和高尿酸血症患者

食用。

蔬菜玉米饼

原料： 玉米 1 根，鸡蛋 1 个，面粉 100 克，韭菜、胡萝卜各 25 克，葱、盐各适量，植物油 1/2 小勺

制法：

1. 韭菜洗净，切成 1 公分长的细段，葱切葱花；

2. 胡萝卜洗净，刨出细丝；

3. 玉米入沸水锅中煮熟，捞出，稍凉后掰下玉米粒；

4. 面粉加温水和鸡蛋调成面糊；

5. 放入韭菜、葱末、胡萝卜丝、玉米粒、盐拌均匀；

6. 平锅置火上，锅热，加少量油，让油在锅中形成薄薄的油膜（多余的油倒出来）；

7. 取一大勺面糊在锅中摊平，小火煎 2 ~ 3 分钟（晃动锅时，饼可在锅中移动）；

8. 翻面，同样煎 2 分钟至两面金黄色，出锅；

9. 如此重复将面糊全部用完。

食法： 正餐、配餐、早餐都可食用

功效： 益胃，助阳，提高免疫力

方解： 玉米、面粉可做为痛风、高尿酸血症患者的主食。加入鸡蛋增加了营养，玉米粒掺入面糊又丰富了口感。葱花、韭菜有特殊香气，使面饼的色、香兼备。

番茄白菜炒豆腐

原料： 番茄（中等大小）1 个，白菜 50 克，豆腐 300 克，葱少量，盐适量，植物油 1 大勺

制法：

1. 豆腐切成 2 公分见方的丁，番茄洗净，在顶上切十字口；

2. 锅中加水，水开，放入番茄烫至番茄皮卷起，捞出，用凉水冲凉，剥皮；

3. 锅中继续下豆腐，开锅煮 2 分钟后捞出，备用；

4. 去皮番茄切成 2 公分大小的丁，白菜洗净切相应大小的片，葱切成葱花；

5. 锅置火上，锅热下油，油热下葱花爆香；

6. 下番茄炒出汤汁，继续下豆腐和白菜翻炒至白菜断生；

7. 加少量水，盖锅盖焖煮几分钟使白菜熟透；

8. 盐调味，翻炒均匀再煮 1～2 分钟；．

9. 出锅，装盘。

食法： 佐餐

功效： 祛火降燥，抗氧化，补营养

方解： 番茄中的番茄红素经用油煸炒后抗氧化的功效更强，味道也更鲜美。豆腐中的植物蛋白是人体需要的重要营养素。白菜中丰富的膳食纤维对健康十分有益。三种食材均属极低嘌呤食物，是痛风病人理想的营养菜肴。

蒜香土豆丁

原料： 土豆 1 个（约 400 克），大蒜 2 瓣，香葱末少量，盐、植物油各适量

制法：

1. 大蒜去皮，切成蒜末；

2. 土豆去皮，切成 2 公分大小的丁；

3. 锅置火上，锅热下油，油热下土豆丁，中小火翻炒至表面金黄；

4. 用盐调味，下蒜末继续翻炒；

5. 待蒜香浓郁且蒜末呈金黄色时出锅，撒香葱末。

食法： 佐餐或当做加餐零食

功效： 宽肠，开胃，降压、减脂

方解： 土豆是薯类的代表食物之一，营养丰富还可以增加饱腹感。大蒜不仅可防癌抗癌也为食物增加了香气，这道菜既有营养又可调节胃口、增加食欲。

鸡丝炒芹菜

原料： 鸡胸肉 30 克，芹菜 300 克，盐、料酒、淀粉、植物油各适量，葱少量

制作：

1. 鸡胸肉洗净，切丝，用盐、料酒、淀粉抓匀；

2. 芹菜择洗干净，切寸段，葱切葱花，备用；

3. 锅置火上，锅热下油，油热下葱花爆香；

4. 下鸡丝划散，取出；

5. 锅中继续下芹菜段，翻炒至断生，用盐调味；

6. 鸡丝重新回锅与芹菜炒匀，出锅。

食法： 佐餐

功效： 补虚益气，降血压

　　方解： 鸡肉中有多种维生素和矿物质，更是低脂肪高蛋白的肉类。芹菜中的类黄酮物质可改善人体的微循环，芹菜中丰富的膳食纤维有促进排便的作用。这道菜肴对提高人体的整体身体素质有益。

黄瓜鸡蛋虾皮汤

　　原料： 黄瓜半根（约 100 克），鸡蛋 1 个，虾皮 2 克，盐适量、葱花少量，香油数滴

　　制法：

1. 黄瓜洗净，切片；

2. 鸡蛋在碗中打散，虾皮用清水洗净；

3. 锅中加水置火上用中火加热至水开，下黄瓜片、虾皮；

4. 待锅再次沸腾后淋入鸡蛋液；

5. 盐调味，撒葱花，出锅；

6. 滴入香油。

食法： 佐餐用汤

功效： 健脑安神，生津解渴

　　方解： 鸡蛋可补充人体需要的蛋白质，还可以帮助增强机体的抵抗力。黄瓜的产热值低，其中的维生素和植物活性成分对减脂、美容有益。虾皮的钙含量高，不仅可以补钙也可以提高汤的鲜美度。

老丝瓜茶

　　原料： 当年的老丝瓜半条（晒干品）

制法：

1. 老丝瓜去皮、籽后洗净，用剪刀剪成碎片；

2. 锅中加冷水下老丝瓜煮开，转小火再煮 1 小时；

3. 去渣留汁饮用。

功效： 通经络、活血脉、利尿消肿

方解： 老丝瓜性甘味凉，可解毒通便，祛湿化痰。用来煮水代茶饮有利于缓解痛风病人的病情。

参考文献

[1] 李时珍［明］. 图解本草纲目. 紫图编绘. 陕西：陕西师范大学出版社，2007

[2] 赵学敏［清］. 本草纲目拾遗. 北京：中国中医药出版社，2007

[3] 王士雄［清］. 随息居饮食谱. 刘筑琴注译. 西安：三秦出版社，2005

[4] 忽思慧［元］. 饮膳正要. 刘光华校注. 北京：中国中医药出版社，2011

[5] 张仲景［汉］. 金匮要略. 何任，何若苹等整理. 北京：人民卫生出版社，2005

[6] 吴普等［魏］述. 孙星衍［清］，孙冯翼［清］著. 神农本草经. 太原：山西科学技术出版社，2010

[7] 孙思邈［唐］. 备急千金要方. 焦振廉注释. 吴少祯编. 北京：中国中医药出版社，2011

[8] 孟诜［唐］. 食疗本草. 张鼎［唐］增补，郑金生，张同君译注. 上海：上海古籍出版社，2007

[9] 谢梦洲. 中医药膳学. 北京：中国中医药出版社，2013

[10] 翁维健. 中医饮食营养学. 上海：上海人民出版社，2008

[11] 中华营养学会. 食疗养生药膳百科. 哈尔滨：黑龙江科学技术出版社，2004

[12] 健康生活咨询工作室. 食补. 上海：上海科学技术文献出版社，2009

[13] 健康生活咨询工作室. 药补. 上海：上海科学技术文献出版社，2009

[14] 中国营养学会. 中国居民膳食指南. 拉萨：西藏人民出版社，2008

[15] 中国营养学会. 中国居民膳食营养素参考摄入量（简要本）. 北

京：中国轻工业出版社，2008

[16] 陶弘景，尚志军．名医别录．北京：中国中医药出版社，2013

[17] 刘翠格．营养与健康．北京：化学工业出版社，2010

[18] 刘正才．常见慢性病饮食调养法．南昌：江西科学技术出版社，2006

[19] 陈允斌．茶包小偏方喝出大健康．浙江：浙江科学技术出版社，浙江人民出版社，2012

[20] 张晔，左小霞．自己是最好的家庭营养师．青岛：青岛出版社，2008

[21] 张晔．养生五谷大全．北京：中国轻工业出版社，2012

[22] 晔子．自助食疗 DIY．北京：化学工业出版社，2007

[23] 苏文．养生中药．北京：科学技术文献出版社，2007

[24] 张琪林，王锋．饮食与健康．北京：化学工业出版社，2012

[25] 赵玉玲．食疗妙方治百病．北京：中国社会出版社，2007

[26] ［美］T·柯林·坎贝尔，托马斯·M·坎贝尔Ⅱ．救命饮食：中国健康调查报告．吕奕欣，倪婉君译．北京：中信出版社，2011

[27] 李文瑞，李秋贵．金匮要略汤证论治．北京：中国科学技术出版社，2000

[28] 崔箭，唐丽．中国少数民族传统医学概论．北京：中央民族大学出版社，2007

[29] 裴凌鹏．特色膳食文化概论．北京：中央民族大学出版社，2010

[30] 彭铭泉．中华药膳纲目（上、下）．北京：华文出版社，2010

[31] 郝建新．药膳食疗秘方全书．北京：中国技术文献出版社，2005

[32] 郝建新，丁艳蕊．百种入膳中药集释．北京：科学技术文献出版社，2006